U0325609

胡大一教你高血压就该这样吃 （增订版）

主编　胡大一　北京大学人民医院心血管研究所所长、主任医师
　　　　　　　　心脏中心主任、博士生导师

副主编　李　宁　北京协和医院营养专家
　　　　成向东　北京市鼓楼中医医院康复科主任

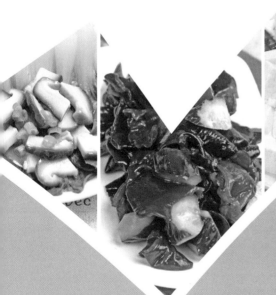

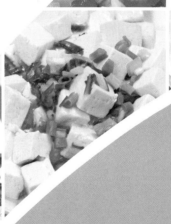

中国轻工业出版社

图书在版编目（CIP）数据

胡大一教你高血压就该这样吃 / 胡大一主编 . —北京：
中国轻工业出版社，2018.11
ISBN 978-7-5019-8188-5

Ⅰ.①胡…　Ⅱ.①胡…　Ⅲ.①高血压－食物疗法
Ⅳ.①R247.1

中国版本图书馆CIP数据核字（2011）第100517号

责任编辑：侯满茹　　　　　责任终审：孟寿萱　　整体设计：悦然文化
策划编辑：翟　燕　侯满茹　责任校对：李　靖　　责任监印：张京华

出版发行：中国轻工业出版社（北京东长安街6号，邮编：100740）
印　　刷：北京画中画印刷有限公司
经　　销：各地新华书店
版　　次：2018年11月第1版第8次印刷
开　　本：720×1000　1/16　印张：14
字　　数：270千字
书　　号：ISBN 978-7-5019-8188-5　定价：48.00元
邮购电话：010-65241695
发行电话：010-85119835　传真：85113293
网　　址：http://www.chlip.com.cn
Email：club@chlip.com.cn
如发现图书残缺请与我社邮购联系调换
181119S2C108ZBW

前　言

随着社会经济发展，虽然生活水平越来越高，但人们变得越来越不会吃了：饮食不规律、热量摄入过高、营养搭配不均衡、油腻咸甜等重口味……再加上运动量少、吸烟酗酒等不良生活习惯，高血压患病率持续上升。更值得关注的是，高血压发病日趋年轻化。高血压不但发病率高，而且还会引起严重的心、脑、肾等并发症，致残率和死亡率极高。

其实，高血压是可以预防、控制的。高血压患者在药物治疗的基础上，可以通过饮食调养将血压控制在正常范围，像健康人一样生活。为了让高血压患者了解吃什么，怎么吃以及如何预防并发症，我们特别编撰了本书。

本书通过实用的高血压饮食调养黄金原则，指导人们如何安排日常饮食。特别从五谷、蔬菜、菌菇、肉蛋、水产、水果、坚果、中药等类别中推荐可有效缓解高血压的常见食材，并给出为什么吃，吃多少，怎么吃才健康的详细指导。同时，还给出了预防高血压并发症饮食疗法以及4周改善高血压的饮食方案。

另外，本书特别强调，食疗不能替代药物治疗，已患有高血压的患者，一定要在医生指导下合理用药。在保证坚持药物治疗的同时学会从饮食、生活等方面预防、控制高血压，和家人享受健康、温馨、幸福的每一天！

目录 CONTENTS

第**1**章

高血压饮食调养黄金原则

第2章 高血压患者怎样安排日常饮食

第3章 吃对食物，有效缓解高血压

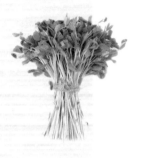

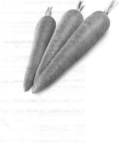

菌藻类

肉蛋类

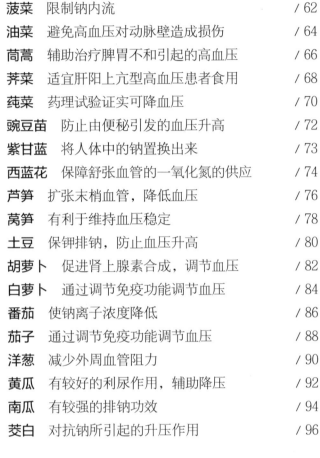
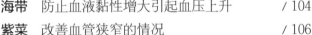

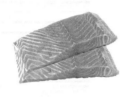
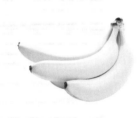
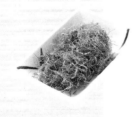

第4章 防治高血压并发症饮食疗法

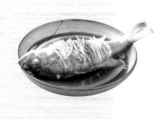

4 周改善高血压饮食方案

了解高血压

高血压八大症状

通常会因为高血压症状不明显而容易被忽视，有些患者甚至是在发生严重的并发症时才发现自己患有高血压。因此，出现这八大症状时，一定要引起警惕。

头晕

有些是一过性的（常在突然下蹲或起立时出现），有些是持续性的。

头痛

头痛部位常在脑后或两侧太阳穴，多为持续性钝痛或搏动性涨痛，甚至有炸裂样剧痛，有时伴有恶心、呕吐。

失眠

高血压引起失眠多表现为睡眠不踏实、入睡困难、早醒、噩梦多、易惊醒。

耳鸣

通常发生在外部环境非常安静时，双耳出现耳鸣，而且持续时间较长，耳鸣时感觉响声如蝉鸣或嗡嗡作响。

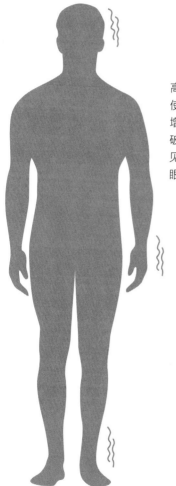

肢体麻木

手指、脚趾会出现麻木感（有时表现为蚁行感），甚至蔓延到其他部位。

出血

高血压可致脑动脉硬化，使血管弹性减退、脆性增加，故容易导致血管破裂出血，以鼻出血多见，其次是结膜出血、眼底出血、脑出血等。

注意力不集中

表现为注意力容易涣散，很难记住近期的事情，而对过去的事，如童年时代的事情却记忆犹新。高血压早期多不明显，随着病情发展而逐渐加重。

心悸气短

高血压会造成心肌肥厚、心脏扩大、心肌梗死、心功能不全，导致心悸、气短。

哪些人容易患高血压

如果你有以下风险因素，至少半年测量一次血压。

超重

患高血压风险是正常人3倍，不仅取决于总体重，与脂肪分布也有关，通常大腹便便的向心型肥胖者患高血压的风险更高。

缺乏运动

研究显示，有规律地参加有氧运动，如快走、慢跑，每周4次，每次30分钟以上，收缩压可下降4～9mmHg（毫米汞柱）。

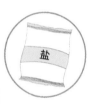

高盐饮食

盐的主要成分是氯化钠，高盐会导致体内钠过多，进而增加血管的阻力，导致血压升高。推荐正常人每日盐摄入量低于6克。

遗传因素

父母有高血压史，子女发生高血压的可能性增加，同卵双生子女间的血压相关性远高于异卵双生者。

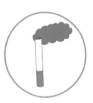

长期吸烟

吸烟容易引发高血压、冠心病等疾病，还会导致心率加快等。

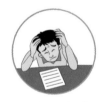

精神压力大

工作压力大、精神紧张、情绪不稳定等会增加患心血管疾病的风险。

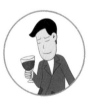

过量饮酒

长期过量饮酒（每日饮白酒≥100毫升）会增加患高血压的危险。

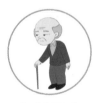

年龄因素

男性大于55岁（包括55岁），女性更年期后，患高血压的风险增大。

确诊高血压的黄金标准

需要非同日测量 3 次

	收缩压		舒张压	
高血压前期	120~139	和／或	80~89	mmHg
高血压	≥140	和／或	≥90	mmHg

　　正常血压是指收缩压在 90~120mmHg，舒张压为 60~90mmHg。未使用降压药物的情况下，非同日三次测量收缩压≥140 mmHg 和／或舒张压≥90mmHg，可诊断为高血压；既往有高血压史，目前正在服用抗高血压药的情况下，血压虽低于 140/90mmHg，也应诊断为高血压。

高血压患者血压控制满意标准

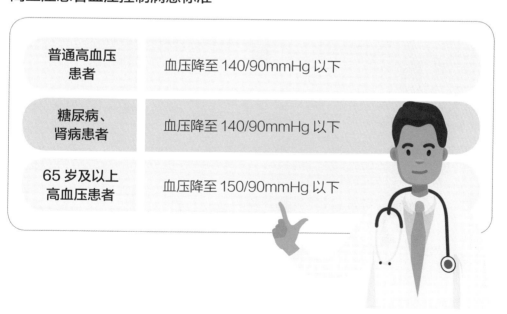

普通高血压患者	血压降至 140/90mmHg 以下
糖尿病、肾病患者	血压降至 140/90mmHg 以下
65 岁及以上高血压患者	血压降至 150/90mmHg 以下

高血压前期

什么是高血压前期

　　高血压有一个从正常血压到高血压的演变过程，每一位高血压患者都会有一个时间不短的高血压前期。

　　未使用降压药，两次或两次以上不同时间测得的收缩压在 120～139mmHg 和 / 或舒张压在 80～89mmHg，即可确诊为高血压前期。

如何防止高血压前期发展为高血压

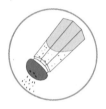

低盐饮食

每人每日食盐摄入量
控制到 6 克以下。

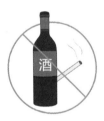

戒烟、戒酒

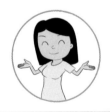

保持良好的情绪，乐观

控制体重

$$\text{体重指数（BMI）} = \frac{\text{体重（千克）}}{\text{身高（米）的平方}}$$

控制在 18.5～24。

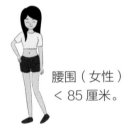

腰围（女性）
< 85 厘米。

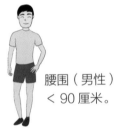

腰围（男性）
< 90 厘米。

坚持锻炼

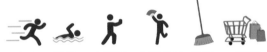

跑步　游泳　太极拳　广播体操　家务　购物

保持每周 4 次以上，每次 30 分钟以上有氧运动。

该学会正确测量血压

人人都该自测血压

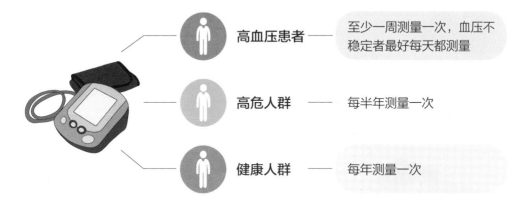

高血压患者 —— 至少一周测量一次，血压不稳定者最好每天都测量

高危人群 —— 每半年测量一次

健康人群 —— 每年测量一次

选购血压仪

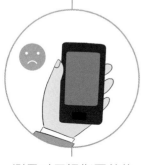

手指血压计

测量时用拇指覆盖住仪器的测试区，与APP链接，手机同步显示测量数据。因为测量误差较大，不推荐使用。

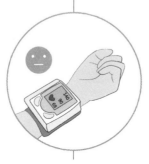

腕式血压计

测的是腕动脉脉搏压力值，测量数值会有所偏差，但携带方便，适合出差、旅行时使用。

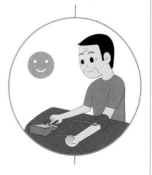

上臂式血压计

上臂式血压计测的是肱动脉，因此数值较为准确，对于有血液循环障碍的人（患有糖尿病、血脂异常等）来说上臂式血压计更加合适。

测量"血压"通常是指在上臂肱动脉处测得的体表动脉压，因此测量上臂的血压值是最准确的。

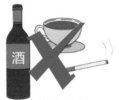

半小时内
禁烟、酒、咖啡。

排空膀胱。

安静休息5分钟。

血压测量中

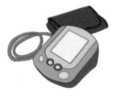

使用上臂式血压计。

起床后，早饭前测量一次。

晚上睡觉前测量一次。

露出上臂，绑上袖带且袖
带与心脏在同一水平线，
双腿不可交叉，
双脚自然放平。

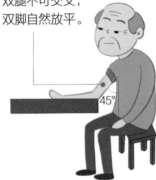

测量时保持
安静。

把袖带气囊
的中心放到
肘窝偏内侧
（肱动脉处）。

袖带松紧以
能插入1~2
根手指为宜，
距肘关节
2~3厘米。

开始测量，
记录结果，
休息1分钟
重复测量，
测量2~3次。

血压测量结果

每天同一时间测量，连续测量7天（至少3天），取后6天（或后2天）
血压平均值。

高血压患者问得最多的问题

Top 1

量血压时选左胳膊
还是右胳膊?

答 建议选右胳膊量血压。一般情况下，人左右胳膊的血压会有5~10mmHg的差异，称为臂间血压差异。因为右边是心脏主血管分支出来的，而左边则是手臂血管，所以右胳膊测出的血压会偏高，测的数值也更有意义。

Top 2

是坐着量血压准
还是躺着量血压
准?

答 一般来说，坐着测量血压较准。测量血压时要求心脏、肱动脉和血压计0点在同一水平线上，为了取得更准确的数值，建议患者采取坐姿来测量血压。特殊情况下也可以采取卧位、站立位测量血压。

Top 3

得了高血压就得
终身服药吗?

答 高血压患者是否终身服药视情况而定。原发性高血压是不能治愈的疾病，需要终身用药。继发性高血压患者一旦病因去除，血压不再高，就不需要再服药了。

Top 4

号称根治高血压
的补品靠谱吗?

答 一旦患有原发性高血压就需要终身治疗，药物治疗加上建立健康的生活方式来"控制"血压，而非"根治"。因此，那些宣称"几个疗程治愈高血压""永不复发"的补品都是无稽之谈。

Top 5

如果无不适，是否可以停药？

答 有些高血压患者只有在血压非常高时才会有头晕、头痛等症状，一旦症状消失就觉得高血压已好转而擅自停服降压药或减量服药。事实上，高血压带来的风险大多是在没有任何症状下突发的，即使没有任何症状，也不可随意停药。应该根据定期测量的血压水平，与诊治医生进行讨论，再由医生决定是否需要调整降压药的剂量或停药。

Top 6

高血压患者可以献血吗？

答 我国对献血者的年龄、体重、身体状况等都有所规定，其中不能献血的规定就包括心血管疾病，如各种心脏病、高血压、低血压、心肌炎以及血栓性静脉炎等。因为高血压患者献血时，心脏的冠状动脉易发生痉挛，可能引起一时性缺血，导致心绞痛等意外情况。另外，如果血液中含有降压药，对受血者也有影响。

Top 7

高血压患者可以喝酒吗？

答 喝酒会增加高血压患者的心脏负担，导致血压进一步升高，严重时会引起心脑血管意外，所以说不建议高血压患者喝酒。同时应该清淡饮食，避免油腻辛辣刺激性食物，多吃蔬菜和水果，多喝水。

Top 8

高血压患者可以跑步吗？

答 运动是高血压患者重要的非药物治疗手段。高血压患者只要没有冠心病，没有运动后的心绞痛，是可以采用快走和慢跑等方法来进行锻炼的。这些运动能够改善抑郁、焦虑等不良情绪，起到预防高血压的作用。

第**1**章

高血压饮食调养
黄金原则

高血压患者在做好药物治疗的基础上，通过饮食调养可以将
血压控制在正常范围，像健康人一样生活。

盐少一点儿，
血压控制好一点儿

科学摄盐建议

流行病学调查证明，食盐摄入量与高血压的发病成正相关，食盐销售量大的地区高血压的发病率就高。有证据表明，如果能限制盐的摄入量，不仅可使降压药物的剂量减少，还可提高降压药物的疗效，大大减少降压药物的药品费用和不良反应。

高血压前期或轻度高血压患者，单纯限盐就有可能使血压恢复正常。所以，无论是从预防高血压的角度，还是从治疗高血压的角度来看，限盐都是有益的。

一般主张，凡有轻度高血压或有高血压病家族史者，食盐摄入量最好控制在每人每日 5 克以下，对血压较高或合并心力衰竭者摄盐量更应严格限制，每人每日摄盐量以 1~2 克为宜。

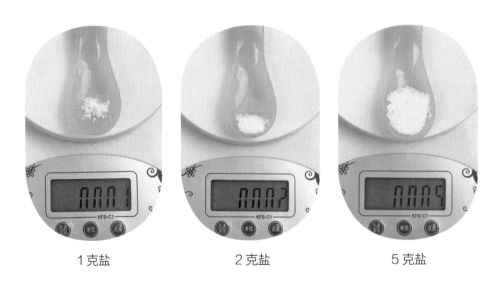

1克盐   2克盐   5克盐

盐也不是越少越好

有个词是"过犹不及"，为了预防心血管疾病少吃盐，但并不是越少越好。人体摄入的盐需要保持在一定的范围。正常血钠含量不低于135毫摩／升，如果血钠含量低于这一水平还限制盐的摄入，会不利于健康。血钠过低时，人会感乏力，精神差。

用烹饪妙招阶梯式减盐

不要突然停止食盐的过量摄入，否则会破坏体内水分平衡，引发脱水，增加血液的黏度。尤其对于上了年纪的人来说，由于自身水分调节能力降低，血流量会降低得更多，因而突然过量减盐易引发脑梗死。因此，减盐可分阶段逐渐递减，假如最初盐的摄入量为每人每日10克，可逐渐递减为每人每日8克、6克、5克、4克。

使用小盐勺

家庭烹调食物用专用的"盐勺"，1勺盐约2克，每人每餐1勺即可，每人每日6克，即3勺。长期坚持清淡饮食，慢慢口味会变淡。

出锅前放盐

烹饪时不要先放盐，要在起锅前再放盐。这样盐附着在食物的表面，能使人感觉到明显的咸味，又不至于用盐过量。

用酸味代替咸味

刚开始低盐饮食时，如果觉得口味太淡，可在饮食中用醋、柠檬汁等酸味调料，既可以"加重"口味又能减盐，还可以让味道更好。比如，煎蛋的时候少放点盐，加点柠檬汁就很美味。

用味道重的调料来调味

在烹饪菜肴的时候可以充分利用孜然、胡椒粉等调味料来代替盐，或者适当加入蒜、葱、洋葱等口味较重的食材提味。这样可以掩盖菜品的清淡。

加入果仁碎

做拌菜的时候，适当撒入一些芝麻、核桃碎、花生碎等，吃起来别有一番风味，缓解少盐的清淡。

学会食盐与钠的换算方法，揪出隐形盐

食盐量不仅是单纯吃盐的量，也包括了酱油和其他食物中所含的盐。如果菜肴中使用了酱油等调料，应按比例减少食盐的用量。调味品包装袋上都有营养成分表，明确标明了钠的含量。我们只需要学会钠与盐的换算方法，就能掌握一天中盐的食用量了。

如果成分表上钠的含量是以毫克标出的，换算成盐的计算公式为：钠（毫克/100克）×2.5=盐（毫克/100克）。

例： 图中是袋装全麦切片面包的营养成分表，可以看出每片（30克）面包中钠含量为154毫克，那么100克面包中钠含量约513毫克。根据钠与盐的计算公式换算成盐的含量，即513（毫克/100克）×2.5=1282.5（毫克/100克）。也就是说，每100克这种全麦面包中就含1282.5毫克的盐。如果其中一片面包重30克，吃一片相当于吃进去约390毫克盐。

营养成分表

每份食用量：30克

项目	每份	营养素参考值%
能量	662千焦	8%
蛋白质	1.7克	3%
脂肪	9.6克	16%
-饱和脂肪酸	4.8克	24%
碳水化合物	15.9克	5%
-糖	0.4克	
膳食纤维	1.0克	4%
钠	154毫克	8%

营养成分表上钠的含量如果是以毫摩尔标出的，换算以毫克计算的盐的公式为：钠（毫摩/100克）×58.5=盐（毫克/100克）

例： 从某食品营养成分表中找到每100克食品的钠含量为5毫摩尔，换算成盐，即5（毫摩/100克）×58.5=292.5（毫克/100克），也就是说，每100克此食品中就含292.5毫克盐。

食物中的隐形盐

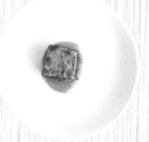

一块腐乳含盐 5 克，占每人每日盐摄入总量的 83%

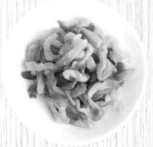

一袋榨菜（80克）含盐4.7克，占每人每日盐摄入总量的 79%

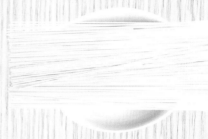

一人份挂面（100克）含盐 3 克，占每人每日盐摄入总量的 50%

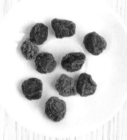

10 颗九制话梅（35克）含盐 3.4 克，占每人每日盐摄入总量的 56%

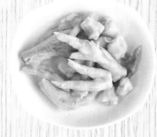

一袋泡椒凤爪（100克）含盐 2.8 克，占每人每日盐摄入总量的 47%

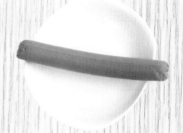

一根火腿肠（130克）含盐 3.6 克，占每人每日盐摄入总量的 60%

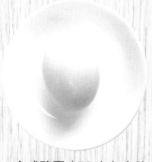

一个咸鸭蛋（50克）含盐 2.5 克，占每人每日盐摄入总量的 42%

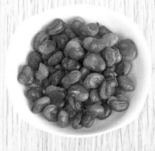

一袋五香蚕豆（86克）含盐 2.5 克，占每人每日盐摄入总量的 42%

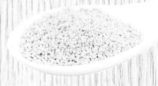

一勺鸡精（5克）含盐 2.5 克，占每人每日盐摄入总量的 42%

注：每人每日盐摄入总量按 6 克计算。

适量摄入优质蛋白质，保证生命质量

近年来的研究表明，适量摄入优质蛋白质可改善血管弹性和通透性，增加尿钠排出，从而降低血压。但高血压合并肾功能不全时，应限制蛋白质的摄入。

蛋白质质量的优劣是以其被人体消化吸收的程度为依据来进行判断的。蛋白质所含必需氨基酸种类齐全，氨基酸模式与人体蛋白质氨基酸模式接近，营养价值高为优质蛋白质。摄入优质蛋白质的量应占膳食蛋白质总量的 30%～50%。

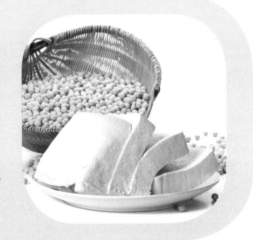

大豆及其制品如黄豆、黑豆、青豆、豆腐、豆腐皮等是植物性蛋白质的好来源，在体内的利用率较高。

畜瘦肉，去皮禽肉，鱼，奶及其制品以及蛋类是动物性蛋白质的良好来源，所含的必需氨基酸种类齐全、比例合理，在人体的吸收利用率较高。但动物性蛋白质摄入要适量，以避免脂肪摄入过量。

合理搭配食物可提高蛋白质营养价值。有些食物蛋白质中虽然含有齐全的必需氨基酸，但是蛋白质氨基酸模式与人体蛋白质氨基酸模式差异较大，不能被人体充分利用，就会造成蛋白质营养价值降低。因此，通过把不同种类的食物搭配在一起可以取长补短，提高蛋白质的营养价值。比如玉米中赖氨酸含量低、蛋氨酸含量高，黄豆中赖氨酸含量高、蛋氨酸含量低，二者同食可实现营养互补。一般来说，食物搭配的种类越多，营养价值越高，并且动物性食物与植物性食物搭配，比单纯的植物性食物混合要好。

控制脂肪的摄入量，降压效果更理想

有研究表明，饱和脂肪酸和胆固醇与血压成正相关。身体肥胖者排钠能力比较差，从而高血压的肥胖者对血压的控制能力较差。动物性脂肪含饱和脂肪酸高，会升高胆固醇，易导致血栓形成，使脑卒中的发病率升高。植物性油脂含不饱和脂肪酸较高，能延长血小板凝集时间，抑制血栓形成，降低血压，预防脑卒中。但所有脂肪摄入过多均可导致肥胖，因此，高血压患者一定要控制脂肪的摄入量。

高血压患者应严格限制肥肉、蛋黄、奶油、鱼子等含高脂肪和高胆固醇的食物，尤其应少食动物油和油炸食品。生活中宜多选植物油，其他食物也宜选用低饱和脂肪酸、低胆固醇的食物，如蔬菜、水果、全谷食物、鱼、禽、瘦肉及低脂奶等。

白肉优于红肉，以瘦为先

白肉是指鱼类和鸡肉、鸭肉等禽肉。红肉是指猪肉、牛肉、羊肉等。相比而言，白肉比红肉的脂肪含量低，不饱和脂肪酸含量较高，对预防血脂异常、血压升高具有重要作用。因此，在日常饮食中不妨将白肉作为肉类的首选。当然，红肉不是不能吃，而是要适量吃，在选择红肉时，应尽量选脂肪含量低的瘦肉。

瘦肉不是零脂肪，不同部位脂肪含量不同

瘦肉的脂肪含量低于肥肉的脂肪含量，但瘦肉也含有隐性脂肪，食用的时候要控制量。不仅如此，瘦肉的脂肪含量因种类不同而不同。以 100 克瘦肉为例，脂肪含量由高到低分别为猪瘦肉、牛瘦肉、羊瘦肉。

选择少脂的烹调方式

烹调肉类时，采用蒸、煮、炖等方式，并减少用油。烹调前，还可以先将生肉上看得到的脂肪剔除掉。另外，肉类在烹饪前可先用开水断生，具体做法为先将肉按照实际需要切成丁、条、丝、片等形状，再入沸水中焯烫片刻，煮至肉色转白即可。这样既可以尽可能去除肉中的脂肪，也会减少烹制过程中食材的吸油量。

入口时也要把好关

吃肉的时候，最好把皮和皮下脂肪去掉，炖肉时要将漂浮在表面的油脂去掉。在吃牛排、猪排等大块肉时，为避免吃过量的肉，可将肉切成小块，这样看起来分量较足，吃进去的肉量会比吃大块肉少，摄入的脂肪量也相应减少。同时，吃肉的时候要多搭配一些新鲜蔬菜，以保证营养均衡。

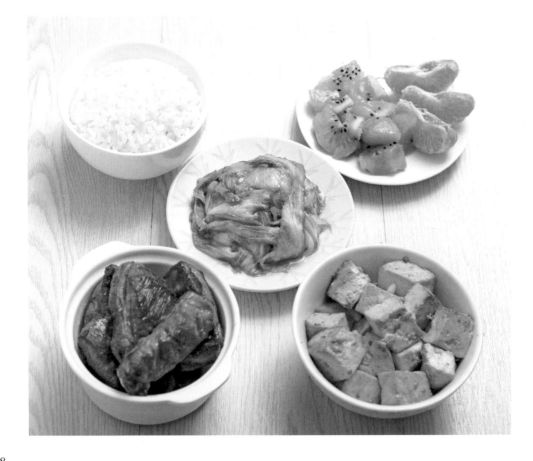

积极补充能降血压的营养素

高血压的发生及发展，与营养素不足有一定关联。合理补充营养素，有利于高血压患者降低和控制血压水平。因此高血压患者应该积极补充这些营养素。

烟酸

降血压原理
烟酸能扩张血管，降低体内胆固醇和甘油三酯含量，促进血液循环，从而起到降低血压的作用。

推荐摄入量
每日宜摄入 13~14 毫克。

食物来源
烟酸广泛存在于动物肝脏、肾脏、瘦肉、鱼子、酵母、麦芽、全麦制品、花生、无花果等食物中。

补给须知
烟酸是少数存在于食物中相对稳定的维生素，也可利用色氨酸自行合成，但体内如缺乏维生素 B_1、维生素 B_2 和维生素 B_6，则不能在体内合成烟酸。所以，补充烟酸的同时要保证 B 族维生素的供给。

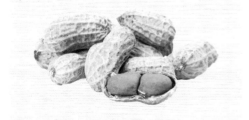

维生素 C

降血压原理
维生素 C 能够促进人体合成氮氧化物，而氮氧化物具有扩张血管的作用，从而有助于降低血压。

推荐摄入量
每日宜摄入 100 毫克。

食物来源
维生素 C 一般在蔬菜水果中含量较丰富，如柑橘类水果、番茄、辣椒、小萝卜、瓜类、绿叶菜、鲜枣、猕猴桃、刺梨等。

补给须知
维生素 C 在酸性环境中较稳定，如能和酸性食物同吃，或炒菜时放些醋，可提高其利用率。

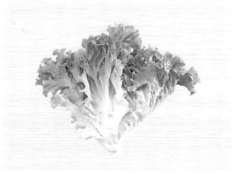

ω-3 脂肪酸

降血压原理

ω-3 脂肪酸可以提升体内一氧化氮的水平，能更好地舒张血管平滑肌，使血液流通顺畅，从而降低血压。

推荐摄入量

每日宜摄入 600~1000 毫克。

食物来源

ω-3 脂肪酸在深海鱼中含量较高，如凤尾鱼、三文鱼、鲱鱼、鲭鱼、沙丁鱼、鲟鱼、湖鳟鱼和金枪鱼；核桃、亚麻及亚麻子油中 ω-3 脂肪酸含量也很丰富。

补给须知

烹调含 ω-3 脂肪酸的食物时不宜采用烧烤、油炸、红烧等烹调方式，以免破坏 ω-3 脂肪酸，降低食物的营养价值，最好采用清蒸的方法烹饪。

钙

降血压原理

人体如摄入充分的钙，能增加尿钠排泄，减轻钠对血压的不利影响，有利于降低血压。

推荐摄入量

每日宜摄入 800 毫克。

食物来源

含钙丰富的食物有奶及其制品、大豆及其制品、芝麻酱、绿色蔬菜、海带、鱼虾等。

补给须知

食用含钙丰富的食物时，不宜同时食用含草酸较多的菠菜、苋菜等蔬菜，以免影响钙的吸收；若同时食用，要将菠菜、苋菜等先焯水，再进一步烹制。

钾

降血压原理

钾可抑制钠从肾小管的吸收，促进钠从尿液中排泄，同时钾还可以对抗钠升高血压的不利影响，对血管的损伤有防护作用，有助于减少降压药的用量。

推荐摄入量

每日宜摄入 2000 毫克。

食物来源

口蘑、紫菜、黄花菜、桂圆、银耳、香菇等食物中含钾非常高。此外，水果和蔬菜中钾含量也较丰富，比如叶菜类、番茄、土豆、柑橘类水果等，谷物、小麦胚芽、坚果中也含有钾。

补给须知

夏天天气炎热，出汗多，钾会随汗水排出，体内容易缺钾，应适量多吃些富含钾的食物。

镁

降血压原理

镁能稳定血管平滑肌细胞膜的钙通道，激活钙泵，泵入钾离子，限制钠内流，还能减少应激诱导的去甲肾上腺素的释放，从而起到降低血压的作用。

推荐摄入量

每日宜摄入 350 毫克。

食物来源

镁在坚果类、奶及其制品、海鲜、黑豆、香蕉、绿叶蔬菜、小麦胚芽等食物中含量都很丰富，其中绿叶蔬菜是镁的最佳来源。

补给须知

在吃富含镁的食物时，要避免同时吃富含脂肪的食物，否则会干扰人体对镁的吸收。

锌

降血压原理

研究发现，人体内锌镉的比值降低时血压会上升，增加锌的摄入量能防止因镉增高而诱发的高血压。

推荐摄入量

女性每日宜摄入 11.5 毫克，男性每日宜摄入 15 毫克。

食物来源

锌主要存在于海产品、动物内脏中，如牡蛎、鲱鱼、虾皮、紫菜、猪肝等，瘦肉、芝麻、花生等也含有丰富的锌。

补给须知

在吃含锌的食物时，应同时吃富含维生素 A 的食物，以促进锌的吸收。

膳食纤维

降血压原理

膳食纤维具有调整糖类和脂类代谢的作用，能结合胆酸，避免其合成为胆固醇沉积在血管壁导致血压升高。同时膳食纤维还能促进钠的排出，降低血压。

推荐摄入量

每日宜摄入 25～35 克。

食物来源

膳食纤维一般在蔬菜、水果以及全谷类、全麦制品、海藻类、根茎菜类等食物中。

补给须知

膳食纤维不宜摄入过多，否则会引起腹痛、腹泻等不适，还可能会造成钙、铁、锌等重要矿物质和一些维生素的流失。

戒烟、限酒，减少摄入咖啡因

尼古丁刺激心脏，升高血压

吸烟对血压的影响很大。因为烟草中的尼古丁、烟焦油、一氧化碳、氨及芳香化合物等有害成分会进入体内，会逐步造成内皮细胞受损、心率增快、肾上腺素分泌增加，使血压暂时性升高。此外，香烟中的一些化学成分还有收缩血管等作用，导致血压进一步升高。

对于已经患有高血压的人群来说，烟草还会使机体对降压药物的敏感性明显降低，降血压治疗不易获得理想效果，即使加大用药量，治疗效果也往往比不吸烟者差。

过量饮酒导致血压不稳定

酒不仅会使血压升高，而且增加热量的摄入，还会引起体重增加，降低抗高血压药物的效果。血压正常人群如果要饮酒尽可能饮用低度酒，并控制在适当的量以下，但是高血压患者应远离酒精。

以酒精量计算，成年人一天的最大饮酒量建议男性不超过 25 克，女性不超过 15 克。

酒精换算表

	25 克酒精	15 克酒精
啤酒	750 毫升	450 毫升
葡萄酒	250 毫升	150 毫升
38 度白酒	75 克	50 克
52 度白酒	50 克	30 克

咖啡因能使血压升高 5~15mmHg

咖啡因可使血压升高，一般而言，当摄入的咖啡因超过一定的量时，会使血压上升 5~15mmHg，如血压为 120/60mmHg 者，在摄取咖啡因后，其血压可能上升至 135/75mmHg，这种上升的幅度，对于正常人来说没有大碍，但是对高血压者非常不利。咖啡因本身能使血压上升，若是再加上情绪紧张，就会产生危险。

虽然咖啡富含咖啡因，但同时也富含矿物质和抗氧化成分等，喜欢喝咖啡的高血压患者可以在血压控制好的前提下适量喝。将一天摄入咖啡控制在 200 毫升以内，不要喝浓咖啡，也不要天天喝。

第2章

高血压患者怎样安排日常饮食

高血压与饮食因素有直接而密切的关系，科学的饮食方式有利于控制血压，稳定病情。因此，高血压患者一定要科学合理地安排日常饮食。

高血压患者的营养配餐

高血压与膳食营养密切相关，合理饮食是治疗和控制病情的关键措施。所以高血压患者要学一些营养配餐知识，在日常生活中合理规划好自己的饮食，做自己的康复调养师。

摄入适宜的热量

高血压患者每日膳食中热量的摄入要适宜。摄入过少，不利于身体健康；摄入过多，会使体重增加，易肥胖，对稳定血压无益。应努力通过饮食摄入适宜的热量，使体重保持在标准体重或接近标准体重为好。

那么怎样才能使摄入的热量适合自身的需要呢？这需要通过具体的热量计算来确定。为了让读者朋友们更好地掌握热量计算的方法，我用下面的这个例子，一步一步地详细讲解。

1. 计算标准体重

例如，现在有这样一位女性高血压患者王女士，无并发症，年龄 40 岁，身高 160 厘米，体重 75 千克，从事会计工作，计算她的标准体重。

标准体重 = 身高（厘米）−105 = 160 − 105 = 55 千克

2. 计算体重指数（BMI）

体重指数（BMI）是用来判断现有体重是消瘦还是肥胖的参考数值。

体重指数（BMI）= 现有体重（千克）÷ [身高（米）]^2

那么王女士的体重指数（BMI）= 75 ÷ (1.60)^2 = 29.3

用得出体重指数的数值，对照《中国成年人体重指数标准》表查询后得知，患者王女士属于肥胖。

中国成年人体重指数标准

消瘦	正常	超重	肥胖
<18.5	18.5~23.9	24~27.9	≥28

3. 判断劳动强度

劳动强度一般分为五种情况：极轻体力劳动、轻体力劳动、中等体力劳动、重体力劳动和极重体力劳动，具体的界定方法如下。

劳动强度分级的参考标准

极轻体力劳动	以坐着为主的工作，如会计、秘书等办公室工作
轻体力劳动	以站着或少量走动为主的工作，如教师、售货员等
中等体力劳动	如学生的日常活动等
重体力劳动	如体育运动，非机械化农业劳动等
极重体力劳动	如非机械化的装卸、伐木、采矿、砸石等

已知患者王女士从事的是会计工作，属极轻体力劳动。

4. 查出每日每千克标准体重需要的热量

不同劳动强度下热能需要量

不同劳动强度	每日每千克标准体重所需要的热量（千卡）
极轻体力劳动	30～35
轻体力劳动	35～40
中等体力劳动	40～45
重体力劳动	45～50
极重体力劳动	50～55（或60～70）

患者王女士身体肥胖，所需热量应再降一档，则对应的热量供给值是25～30千卡。

5. 计算每日所需总热量

标准体重（千克）× 每日每千克标准体重需要的热量（千卡）= 55 ×（25～30）= 1375（约 1400 千卡）～ 1650 千卡，每天需热量取中值 1500 千卡。

一日三餐吃多少

1. 一日三餐的热量应该怎样分配

营养学家们的研究成果表明，一日三餐热量的合理分配方案是：早餐占当天总热量的 30%～40%；午餐占 40%～50%；晚餐占 20%～30%。这是符合正常健康人一天生理活动中热能的耗求量的，大体上也适合高血压患者的情况。

举例说明如下。

在前面的例子中计算出了患者王女士每天需要的总热量约为 1500 千卡。如果按早餐、午餐、晚餐 30%～40%、40%～50%、20%～30% 的比例来分配三餐的热量，计算如下。

早餐的热量 =1500 千卡 ×（30%～40%）=450～600 千卡

午餐的热量 =1500 千卡 ×（40%～50%）=600～750 千卡

晚餐的热量 =1500 千卡 ×（20%～30%）=300～450 千卡

2. 一日三餐的营养需求

碳水化合物占全天摄入总热量的 55%～60%，蛋白质可占全天摄入总热量的 15%～20%，总脂肪的摄入量不超过全天摄入总热量的 25%，胆固醇每天限制在 300 毫克以内。每天蔬菜的食用量在 400～500 克，水果的食用量为 200 克。

3. 三大营养素每天所需量计算

首先根据上一点提到的高血压患者每日膳食中三大营养素的生热（每单位重量的营养成分所带给人体的热量）比来计算三大营养素所占的热能。

碳水化合物	蛋白质	总脂肪
占全天摄入总热量的 55%～60%	占全天摄入总热量的 15%～20%	摄入量不超过全天摄入总热量的 25%

还以前面患者王女士为例（按每天需要的总热量为 1500 千卡计算），计算其每天三大营养素所占的热能。

碳水化合物	1500 千卡 ×（55%~60%）＝825~900 千卡
蛋白质	1500 千卡 ×（15%~20%）＝225~300 千卡
脂肪	1500 千卡 ×25%＝375 千卡

因为碳水化合物、蛋白质、脂肪三大营养素的生热系数分别为：4 千卡 / 克、4 千卡 / 克、9 千卡 / 克，所以全天碳水化合物、蛋白质、脂肪的所需量如下。

碳水化合物	每天碳水化合物供给的热能 ÷4＝碳水化合物每天所需量
蛋白质	每天蛋白质供给的热能 ÷4＝蛋白质每天所需量
脂肪	每天脂肪供给的热能 ÷9＝脂肪每天所需量

所以，患者王女士每天所需的三大营养素的供给量如下。

碳水化合物	（825 千卡~900 千卡）÷4≈200~225 克
蛋白质	（225 千卡~300 千卡）÷4≈56~75 克
脂肪	325 千卡 ÷9≈36 克

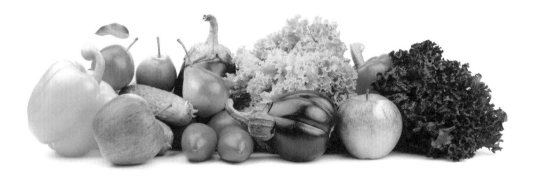

高血压特殊人群的饮食调养

这里讲的高血压特殊人群主要包括老年高血压患者、妊娠高血压患者、儿童高血压患者。因其所处的生理阶段不同，他们的饮食不但要适合自身的生理需要，还要对降血压起到较好的效果。考虑到这些因素，饮食才有益于这些人群的身体健康及病情稳定。

老年高血压患者的饮食调养

饮食原则

1. 控制热能摄入，保持理想体重。

2. 限盐。每日用盐量宜控制在 5 克以内；血压高时应限制在每日摄入盐在 3 克以内；对血压较高或合并心力衰竭者摄盐量应更严格限制，每日用盐量以 1~2 克为宜。

3. 控制脂肪的摄入量。烹调时宜少用油，尽量选用植物油，少用动物油。建议选用不饱和脂肪酸、低胆固醇的食物，如全谷食物、鱼肉、低脂奶等。不建议吃油煎或油炸食物。

4. 适量多吃些新鲜蔬菜、水果等含维生素 C 较为丰富的食物。研究发现，老年高血压患者常食富含维生素 C 食材，其血压相对低。

5. 摄入充足的钙。老年高血压患者每日钙的摄入总量可以达到 2000 毫克。

6. 不要吃得过饱。老年人消化机能减退，过饱易引起消化不良。同时，吃得过饱可使膈肌位置上移，影响心肺的正常功能和活动。另外，消化食物需要大量的血液集中到消化道，心脑供血相对减少，极易引发脑卒中。

7. 不要过量饮酒。过量饮酒可使老年高血压患者的胃黏膜萎缩，容易引起炎症和出血，还容易引起肝硬化。建议饮用少量葡萄酒，每日不超过 50 克为宜。

食物选择

建议吃食物：一些蔬菜、水果，尤其是深色蔬菜；适当增加海产品的摄入，如海带、紫菜、海产鱼类等。

少吃或不吃的食物：油炸食品、糖果、点心、甜饮料等高热量食物；酱菜、腐乳、咸鱼等腌制食品；肥肉及各种动物性油脂、动物内脏、鱼子等高胆固醇食物。

妊娠高血压患者的饮食调养

饮食原则

1. 控制热量和体重。妊娠高血压患者要适当控制每日的进食量，不是"能吃就好"地无节制进食，应以孕期正常体重的增加值为标准调整进食量。

2. 口味要清淡，每日的食盐量限制在 2 克左右。

3. 控制水分的摄入，每日饮水量不超过 1000 克（包括茶水、汤汁在内）。

4. 及时补充从尿液中流失的蛋白质，每日每千克体重摄入 1.2~1.5 克蛋白质。

5. 少吃菠菜等草酸含量较多的蔬菜，以免增加肾脏负担。

6. 限制辛辣食物及调味品的摄入。

7. 怀孕前有高血压史的孕妇应避免食用动物内脏等胆固醇含量较高的食物。

8. 常吃富含维生素 C 的蔬菜和水果。

9. 常吃冬瓜等具有利尿功效的食物。

10. 注意适量多吃些富含膳食纤维的食物，以促进肠道蠕动，预防便秘。

不同体型孕期建议体重增加值

孕前 BMI	体型	孕期建议体重增加值（千克）
<18.5	消瘦	12.5~18
18.5~23.9	正常	11.5~16
24~27.9	超重	7.5~11.5
≥28	肥胖	6~6.8

食物选择

建议吃食物：奶及其制品、瘦肉、鱼虾、番茄、冬瓜、黄瓜、茄子、茭白、玉米、红豆、绿豆、橘子、鲜枣、西瓜、蜂蜜等。

少吃或不吃的食物：咸菜、酱菜、火腿、咸肉、腊肠、大蒜、酒、含酒精的饮料、花椒、大料、芥末、鱼子、鱿鱼、动物内脏、肥肉等。

儿童高血压患者的饮食调养

饮食原则

1.适量控制热量，降低脂肪和胆固醇的摄入，控制体重。

2.采取高维生素、适量蛋白质、低钠、低脂肪、低胆固醇的饮食。

3.儿童高血压患者在治疗时，如果需要服用单胺氧化酶抑制剂，用药期间就要避免食用酪胺含量高的食物，如扁豆、腌鱼肉、干酪、葡萄干等。

4.限制钠盐的摄入量，采用低盐饮食。每日食盐量限制在 2~2.5 克（钠摄入量 800~1000 毫克左右）。

5.增加钙和镁的摄入量。钙的摄入量在每日 800~1200 毫克。应用利尿剂治疗时，可能需补充钾、锌、镁，补充方式及补充量应遵医嘱。

6.必须保证有足够的蛋白质摄入量，尤其是优质蛋白质。

7.多吃含钾高的食物。钾钠摄入比例保持在 1.5：1。

食物选择

建议吃食物：芹菜、番茄、胡萝卜、荸荠、黄瓜、芦笋、海带、木耳、香蕉、绿豆、香菇、洋葱、海带、紫菜、海鱼、山楂、鸡蛋、瘦肉、大豆及其制品、奶及其制品。

少吃或不吃的食物：汉堡、薯条、炸鸡腿等西式快餐；薯片、膨化食品等小食品。

适合高血压患者的四季饮食

春季饮食

1. 宜"省酸增甘，以养脾气"。多食银耳、牛奶、山药、木耳、薏米，以清肝养脾。

2. 少食或不食生冷食物。

3. 春季干燥，需要补充维生素，适宜多食应季蔬果，如香椿、草莓等。

夏季饮食

1. 盐减少到每日 5 克以下。

2. 增加鱼类、禽类等富含优质蛋白质且脂肪含量较低的动物性食物，增加含钾、钙丰富的蔬果和大豆制品。

3. 每天饮 250 克牛奶，每周吃鸡蛋不超过 4 个。

秋季饮食

1. 高血压患者要结合自身特点以清补、平补为主，选择一些既有降压功效，又含丰富营养的食物，如银耳、山药、莲子、燕麦、百合、芹菜等，有助于增强体质。

2. 适当多选用高蛋白质、低脂肪的禽类、鱼虾类和大豆及其制品，其中的不饱和脂肪酸和大豆磷脂既可养生又可降压。

3. 建议常吃富含钾离子的蔬果，如山楂、柚子、苹果、梨、柑橘等，绿叶蔬菜、菌菇类、藻类，有助降压，还能生津润燥、益中补气。

4. 高血压患者容易血黏度高，常吃黑木耳有降低血黏度和降低血脂的功效。

冬季饮食

1. 经历了酷热的夏天和干燥的秋天之后，胃口会变得好起来，此时高血压患者要注意饮食规律，以清补为主，同时要注意多喝水，多吃新鲜水果蔬菜，多吃黑木耳、山楂、洋葱头等软化血管食物。

2. 冬季是火锅盛行的季节，高血压患者吃火锅时建议选清汤锅底，少用蘸料，避免摄入过多盐分，同时多选蔬菜类食物和畜瘦肉。

3. 多吃鱼类，含有不饱和脂肪酸，胆固醇含量较低，帮助降血脂，预防心脑血管疾病。

五色食物搭配预防高血压

　　食材按照天然的颜色大致分为红色、绿色、橙黄色、白色、紫黑色五类，而每一种颜色类别都有不同的营养功效。将五色食材合理搭配，借此获得辅助降压的效果。

红色	红色食物能为人体提供丰富的蛋白质和矿物质、维生素，对增强血管活力颇有益处，有助于舒压解郁、预防动脉粥样硬化。推荐食物有牛肉、羊肉、猪肉、猪肝、红辣椒、红柿子椒、苋菜、紫苏、枸杞子、山楂、番茄、西瓜、红枣、草莓、樱桃、红豆等。
绿色	绿色食物以蔬菜居多，含有丰富的膳食纤维，有助于调整脂类代谢，降血压，防止动脉粥样硬化。推荐食物有菠菜、空心菜、芥蓝、茼蒿、油菜、西蓝花、柿子椒、韭菜、葱、丝瓜、黄瓜、苦瓜、青豆、豌豆、芦笋、香瓜、番石榴、猕猴桃等。
橙黄色	橙黄色食材含有胡萝卜素，能抗氧化，有助于预防心血管疾病、保护视力，还有防癌抗癌的效果。推荐食物有燕麦、糙米、花生、南瓜、玉米、韭黄、黄豆、柠檬、菠萝、橙子、木瓜、柑橘、枇杷等。
白色	白色食物大多富含钾、膳食纤维，有助于维持良好的血管环境，减少脂肪附着，预防高血压，减少动脉粥样硬化风险。推荐食物有鸡肉、鱼肉、大米、糯米、山药、莲子、杏仁、洋葱、冬瓜、竹笋、茭白、莲藕、牛奶、豆腐、梨、荔枝、椰子、银耳、白萝卜、百合等。
紫黑色	紫黑色食材富含花青素，有助于预防心脑血管疾病，保护肝脏，同时对眼睛和皮肤有很好的保护作用。推荐食物有黑米、黑芝麻、木耳、黑豆、紫菜、海带、乌鸡、紫薯、香菇、黑枣、葡萄、桑葚、乌梅等。

第**3**章

吃对食物，
有效缓解高血压

本章选用了 75 种有代表性的食材，全面解析食材降压原理，使高血压患者在获取辅助治疗效果的同时安心进餐。

谷薯类

推荐用量 每日宜吃 60 克

小米

抑制血管收缩、降低血压

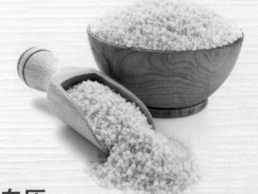

注：食材部分的推荐用量均为生重。

主要营养素 每 100 克含量	脂肪	蛋白质	碳水化合物
	3.1 克	9.0 克	75.1 克

营养功效

小米能清热解渴、健胃除湿、和胃安眠、缓解呕吐，有效预防血管硬化，还有利于恢复体力，调养虚寒体质。

降血压关键营养成分

B 族维生素 ☑ 烟酸 ☑ 钙 ☑
膳食纤维 ☑

对高血压和并发症的益处

抑制血管收缩、降低血压。小米所含有的 B 族维生素、烟酸、膳食纤维及钙等多种营养成分，能起到抑制血管收缩、降低血压的作用。此外，小米对脾胃虚弱、消化不良、小便不利的高血压患者可起到调养身体的作用。

这样吃才健康

1 用小米煮粥时不宜加食用碱，否则会破坏其所含有的 B 族维生素。另外，小米粥也不要熬得太稀，熬得稍微稠一些，更有利于营养吸收。

2 小米性微寒，体质虚寒者应少吃，气滞者不建议食用。

3 小米宜与肉类搭配在一起食用，因为小米中的氨基酸缺乏赖氨酸，而肉类的氨基酸中富含赖氨酸，可弥补小米中缺乏赖氨酸的不足。

降压这样吃

杂粮馒头

材料 小米面 80 克，黄豆面 30 克，面粉 50 克，酵母 5 克。

做法

1. 将酵母用接近 40℃ 的温水化开并调匀；小米面、黄豆面、面粉倒入容器中，慢慢地加酵母水和适量清水搅拌均匀，揉成表面光滑的面团，醒发 40 分钟。

2. 将醒发好的面团搓粗条，切成大小均匀的面剂子，逐个团成圆形，制成馒头生坯，送入烧开的蒸锅蒸 15～20 分钟即可。

烹饪小帮手 化开酵母不宜用开水，否则会烫死其中的酵母菌，使酵母不再具有让面发酵的功能。

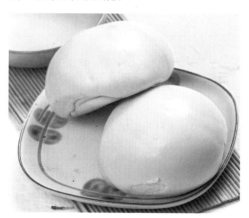

鸡蓉小米羹

材料 小米 50 克，鸡胸肉 100 克，鸡蛋清 1 个。

调料 葱末 10 克，鸡汤 1000 克，盐、淀粉各 3 克，胡椒粉 1 克，水淀粉少许。

做法

1. 小米淘洗干净；鸡胸肉洗净，切小粒，加鸡蛋清和淀粉搅拌均匀，静置 10 分钟。

2. 锅置火上，倒油烧至七成热，炒香葱末，倒入鸡汤和小米大火烧开，转小火煮至九成熟，下入鸡胸肉煮熟，加盐和胡椒粉调味，用水淀粉勾芡即可。

烹饪小帮手 鸡肉切好后加淀粉拌制，做熟后口感鲜嫩，不发柴。

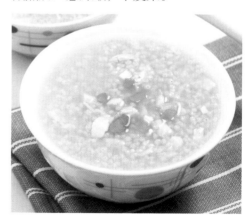

・ 专家连线 ・

含钠较多的食物有哪些？

腌制食品、话梅、面包、饼干、碳酸饮料、皮蛋、板鸭、香肠、火腿、豆腐脑、豆干、橄榄、罐装番茄汁、罐装玉米、罐装泡菜等含钠较多。

注：本书所有菜谱的量均为 2～3 人份，糖尿病患者不宜食用加糖饮食。

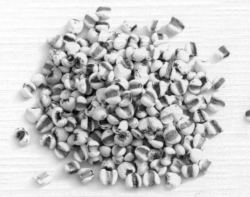

推荐用量 每日宜吃 40 克

薏米
适合脾胃虚弱的高血压患者食用

主要营养素 每100克含量	脂肪	蛋白质	碳水化合物
	3.3克	12.8克	71.1克

营养功效

常吃薏米可使皮肤光泽细腻，有助于消除粉刺、色斑、改善肤色，还能使身体轻盈，增强免疫力，减少肿瘤的发病机会。薏米还能辅助调养水肿、脾虚泄泻等病症

降血压关键营养成分

维生素 ☑ 膳食纤维 ☑

对高血压和并发症的益处

扩张血管，有助降低血压。薏米富含维生素及膳食纤维等多种营养成分，具有较好的利水祛湿、健脾养胃、清热润肺等功效，尤其适合脾胃虚弱的高血压患者食用。此外，科学研究和临床实践证明，薏米能扩张血管，有助于降低血压。

薏米还有助于平稳血糖，适合高血压合并糖尿病的患者食用。

这样吃才健康

1 薏米有一定的抗癌作用，适合放疗、化疗的癌症患者食用。

2 用薏米健脾益胃、改善脾虚泄泻时，宜炒一下再用于烹调，能缓解薏米的寒性。

3 薏米搭配红豆食用适合脾胃虚弱型高血压患者。薏米富含氨基酸、维生素及膳食纤维，具有较好的利水祛湿、健脾养胃、清热润肺的功效，适宜痰湿内阻造成的脾胃虚弱型高血压患者食用。红豆属于高蛋白、低脂肪的食物，并且含有丰富的铁，两者同食，对高血压患者有益。

降压这样吃

冬瓜薏米瘦肉汤

材料 薏米 30 克，冬瓜 150 克，猪瘦肉 100 克。

调料 葱段、姜片各 10 克，盐 3 克，香油少许。

做法

1. 薏米淘洗干净，用清水浸泡 4 小时；冬瓜洗净，去瓤和子，带皮切成块；猪瘦肉洗净，切块。

2. 沙锅置火上，放入葱段、姜片、薏米、猪瘦肉块，倒入清水，大火烧开后转小火煮 1 小时，加入冬瓜块煮至透明，用盐调味，淋上香油即可。

薏米枸杞粥

材料 薏米 50 克，糯米 30 克，枸杞子 10 克。

做法

1. 薏米、糯米分别淘洗干净，用清水浸泡 3 小时；枸杞子洗净。

2. 锅置火上，倒入适量清水烧开，下入薏米、糯米，大火烧开后转小火煮至米粒九成熟，放入枸杞子煮至米粒熟透即可。

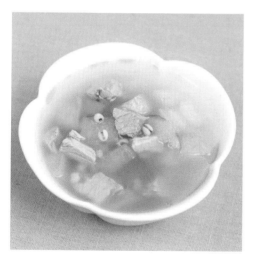 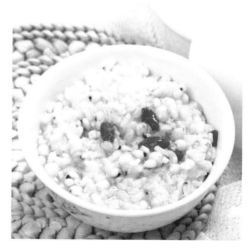

• 专家连线 •

哪些食物可以减少降压药物的不良反应？

治疗高血压时，常将降压药与利尿剂配伍使用，有些利尿剂在排出钠和水分的同时，也把钾排掉了，会引起乏力、肌肉麻痹、感觉迟钝等症状。因此，在服用利尿剂期间，高血压患者应多吃富含钾元素的食物，如西瓜、柿子、大豆、葡萄干、番茄、菠菜等。每天吃 2 个番茄就能补充大约 1 克钾，满足人体的需要。

绿豆

利尿、排钠，辅助降血压

主要营养素 每100克含量	脂肪	蛋白质	碳水化合物
	0.8克	21.6克	62.0克

营养功效

对葡萄球菌以及多种病毒能起到抑制作用；具有抗过敏作用，可辅助治疗荨麻疹；还能清热降暑、解毒、止渴利尿、降血脂和胆固醇。

降血压关键营养成分

钾 ☑

对高血压和并发症的益处

减小对血管壁的压力，辅助降压。绿豆具有利尿的功效，可帮助人体从尿液中排出体内多余的钠，使血细胞中水含量及血管内的血容量降低，心脏输出的血量也会减少，从而减小血液对血管壁的压力，起到辅助降压的作用。

绿豆具有降血脂的功效，适合合并冠心病及血脂异常的高血压患者食用。

这样吃才健康

1 服用温补的药物时不宜吃绿豆，会降低药物的药效。

2 绿豆性寒，脾胃虚寒及爱拉肚子的人不宜多吃。

3 煮绿豆时最好不要用铁锅，因为绿豆皮中含的单宁遇铁会发生化学反应，生成黑色的单宁铁，既影响味道，又影响消化吸收。

降压这样吃

绿豆牛奶冰

材料 绿豆100克，牛奶150克，冰块100克。

调料 白糖少许。

做法

1. 绿豆淘洗干净，用清水浸泡4小时。
2. 锅置火上，放入绿豆及适量清水，大火烧沸后转小火煮至绿豆熟软且汤汁黏稠。
3. 冰块用刨冰机打成冰屑，放入透明的玻璃杯中。绿豆加白糖调味，自然冷却，放在杯中的冰屑上，淋入牛奶即可。

绿豆南瓜汤

材料 绿豆50克，南瓜150克，

调料 冰糖10克。

做法

1. 绿豆淘洗干净，用清水浸泡4小时；南瓜去皮，除瓤和子，切块。
2. 锅置火上，放入绿豆及适量清水，大火烧沸后转小火煮至绿豆八成熟，下入南瓜块煮至熟软，加冰糖煮至化开即可。

烹饪小帮手 南瓜最好选红皮的，肉质紧实，不易被煮散。

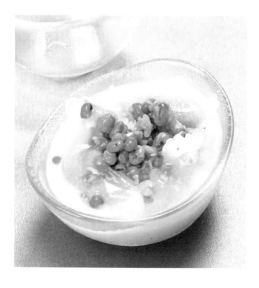
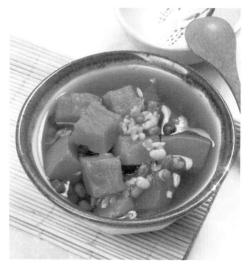

· 专家连线 ·

高血压患者早上如何补水？

对高血压患者来说，早晨是危险的时间段。如果血压升高，水分补充不足的话，会造成血流不畅。所以有必要补充水分，以减少心脑血管疾病的发病风险。高血压患者只需在起床后马上喝一杯水，就能避免危险的发生。

推荐用量 **每日宜吃 25 克**

黄豆

扩张血管，降低血压

主要营养素 每100克含量	脂肪	蛋白质	碳水化合物
	16.0 克	35.0 克	34.2 克

营养功效

黄豆可促进脂肪代谢，起到减肥瘦身的效果；黄豆含的钙对更年期骨质疏松有一定疗效，黄豆还能预防脂肪肝、心脑血管疾病及多种癌症。

降血压关键营养成分

钾 ☑

对高血压和并发症的益处

促进排钠，扩张血管，降低血压。 黄豆富含钾，能促进钠排出体外，扩张血管，降低血压。长期服用含有利尿成分降压药（有排钾作用）的高血压患者，经常吃黄豆，对及时补充钾元素很有帮助。

减轻和预防动脉硬化。 黄豆含丰富的皂苷，不仅能有效降低血脂，还具有减轻和预防动脉硬化的作用。

这样吃才健康

1 黄豆一定要整粒吃，这样才能起到好的降压效果，平时可以用沸水煮熟做凉拌菜。

2 高血压肾病患者应慎食黄豆，否则容易导致高钾血症，出现胸闷、心慌、心律失常等情况。

3 黄豆宜搭配玉米食用，因为黄豆中色氨酸、赖氨酸含量丰富，而玉米赖氨酸、色氨酸含量较少，二者搭配在一起吃，营养可互补，蛋白质的吸收利用率更好。

降压这样吃

卤黄豆

材料 黄豆 100 克。

调料 葱花 10 克，大料 1 个，花椒粒、干辣椒段、盐、白糖各 3 克。

做法

1. 黄豆洗净，用清水浸泡 10 ~ 12 小时。

2. 锅置火上，放入黄豆、大料、盐、白糖和清水，大火烧开后转小火煮 30 分钟，熄火，焖 2 小时，捞出。

3. 锅置火上，倒油烧至七成热，炒香花椒粒和干辣椒段，放入煮好的黄豆翻炒均匀，撒上葱花即可。

烹饪小帮手 炒香花椒粒和干辣椒段时宜用小火，这样更易使其释放香味。

焖茄豆

材料 黄豆 100 克，茄子 300 克。

调料 葱段、香菜段各 10 克，花椒、酱油各 3 克，盐 2 克，香油少许。

做法

1. 黄豆洗净，用清水浸泡 10 ~ 12 小时；茄子去蒂，洗净，切块。

2. 沙锅置火上，放入黄豆、花椒和没过黄豆的清水，大火烧开后转小火煮至黄豆八成熟，拣出花椒，放入茄子块，淋入约 250 克清水，小火烧至茄子熟透，加酱油、盐调味，淋上香油，撒上葱段和香菜段即可。

烹饪小帮手 花椒放入棉布袋中或不锈钢调味漏中下锅煮制，更容易拣出。

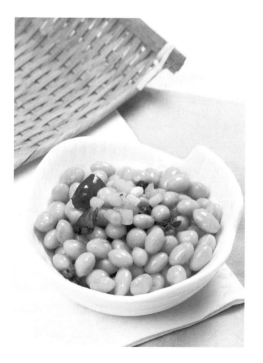

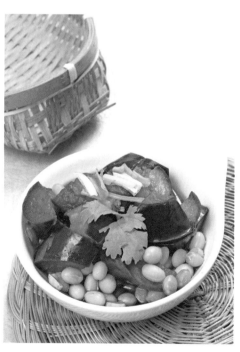

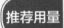 每日宜吃鲜玉米100克，
玉米面、玉米糙50~100克

玉米

保持血管弹性

主要营养素 每100克含量	脂肪	蛋白质	碳水化合物
	1.2克	4.0克	22.8克

营养功效

玉米含的黄体素、玉米黄质可以对抗衰老；玉米胚尖所含的营养物质可以增强人体新陈代谢，调整神经系统功能。

降血压关键营养成分

维生素 E ☑ 亚油酸 ☑

对高血压和并发症的益处

保持血管弹性。玉米中所含的亚油酸和玉米胚芽中的维生素 E 协同作用，可以降低血液胆固醇浓度并防止其沉积于血管壁，保持血管弹性，从而降低血压。

降低心肌梗死、脑卒中等风险。玉米中的油酸、亚油酸可降低高血压患者发生心肌梗死、脑卒中等疾病的风险。

这样吃才健康

1 玉米胚芽的营养含量很高，食用玉米时不应丢弃。

2 玉米蛋白质中缺乏色氨酸，宜与富含色氨酸的豆类食品搭配食用。

3 橘子富含维生素 C，但极易被氧化；玉米所含的维生素 E 有较强的抗氧化作用，二者同食，有利于人体对维生素的吸收。

4 可乐和玉米都富含磷，两者经常同食，可能会摄取过多的磷，从而干扰体内钙的吸收和保留。

降压这样吃

嫩玉米炒柿子椒

材料 鲜玉米粒200克，青柿子椒、红柿子椒各25克。

调料 葱花5克，盐3克。

做法

1. 玉米粒洗净；青柿子椒、红柿子椒洗净，去蒂除子，切丁。

2. 锅置火上，倒入植物油烧至七成热，放葱花炒香，倒入嫩玉米粒翻炒均匀，淋入少许清水，烧至玉米粒熟透，放入青柿子椒丁、红柿子椒丁翻炒均匀，用盐调味即可。

莲藕玉米排骨汤

材料 猪排骨300克，玉米、莲藕各150克。

调料 姜片5克，料酒10克，盐3克，陈皮少许。

做法

1. 猪排骨洗净切段，放入锅中，加入适量清水，以大火煮沸，略煮片刻，除去血水，捞出沥干。

2. 莲藕去皮切片，入沸水锅内略焯；玉米洗净，切段，备用。

3. 锅内注入适量清水，放入排骨段、莲藕片、玉米段、姜片、陈皮、料酒，大火煮沸，改小火煮2小时至材料熟烂，加盐调味即可。

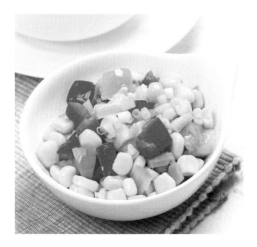

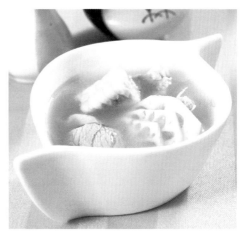

• 专家连线 •

高血压患者应如何补充水分？

每天早晨起床时，应空腹喝一杯温水；早晨外出锻炼回家后，喝1杯水，以补充运动中流失的水分；下午，每过1小时就适当喝点水。沐浴前后各喝1杯水；睡前喝一点水。但喝水也不是越多越好，每天喝1200~1500毫升水为宜。

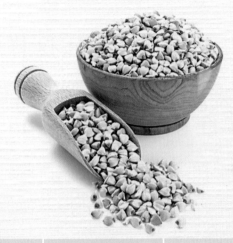

推荐用量 每日宜吃 60 克

荞麦
抑制血压上升

主要营养素 每100克含量	脂肪	蛋白质	碳水化合物
	2.3克	9.3克	73.0克

营养功效

荞麦具有清热去燥、补中益气、凉血和血、除烦止渴、润肠通便、软化血管及降低血脂等多种功能；荞麦对预防动脉硬化、血脂异常及便秘等有显著的食疗功效。

降血压关键营养成分

芦丁 ☑

对高血压和并发症的益处

抗氧化，有助于降低血压。 荞麦富含其他粮食中含量很少的芦丁，芦丁能抑制血压上升，而荞麦含有的钾有助于降低血压。

预防动脉硬化。 荞麦中含有的芦丁、荞麦多元酶共同作用，可起到预防动脉硬化的功效。

这样吃才健康

1 荞麦性凉，一次不宜多吃，胃寒者尤为不宜，以防消化不良。

2 荞麦米的米质较硬，烹调前应用清水浸泡2小时左右。

3 荞麦是粗粮，用其煮粥或蒸饭时加些大米，粗细粮搭配食用，营养更均衡。

4 酸奶和荞麦同食，有降低胆固醇的功效。

5 古医书记载，荞麦面性凉，不易消化，黄鱼含脂肪较多，二者同食，可能引起消化不良。

降压这样吃

凉拌荞麦面

材料 荞麦面150克，鸡胸肉、柿子椒、绿豆芽各50克。

调料 香菜末、蒜末、芝麻酱各10克，酱油、辣椒油、醋各3克，盐3克，香油少许。

做法

1. 鸡胸肉洗净，煮熟，捞出，撕成丝；柿子椒洗净，去蒂，除子，切丝；绿豆芽择洗干净，用沸水焯至断生，捞出，沥干水分。

2. 芝麻酱放入小碗中，加少许水调稀，加酱油、醋、蒜末、辣椒油、香油、盐搅拌均匀，制成调味酱。

3. 锅置火上，倒入适量清水烧开，下入荞麦面煮熟，捞入碗中，放入鸡肉丝、柿子椒丝、绿豆芽，淋入调味汁拌匀，撒上香菜末即可。

烹饪小帮手 调芝麻酱宜用凉白开调稀。

荞麦煎饼

材料 荞麦面粉100克，面粉50克，鸡蛋清1个，柿子椒50克，豆腐丝100克。

调料 葱末、姜末、蒜末各5克，盐2克。

做法

1. 荞麦面粉和面粉一同倒入大碗中，放入鸡蛋清和适量清水，搅拌成稀面糊；柿子椒洗净，切丝；豆腐丝切成约10厘米长的段，洗净。

2. 平底锅置火上，涂抹上植物油烧至五成热，逐一淋入适量面糊摊成薄饼状，煎至两面熟透，盛出。

3. 锅置火上，倒油烧至六成热，炒香葱末、姜末，放入柿子椒丝、豆腐丝翻炒至柿子椒丝断生，加盐和蒜末调味，盛出，卷入煎饼中食用即可。

烹饪小帮手 调面糊时水要一点一点地加入，这样利于把面糊调得更均匀。

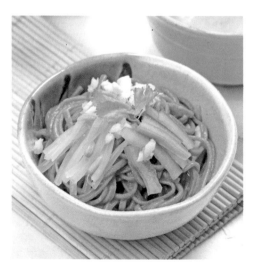
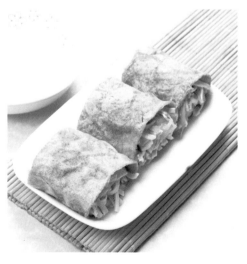

推荐用量 每日宜吃 40 克

燕麦

降低体内钠含量，辅助降血压

主要营养素	脂肪	蛋白质	碳水化合物
每 100 克含量	6.7 克	15.0 克	66.9 克

营养功效

燕麦可以促进血液循环，缓解生活工作带来的压力，预防心脑血管疾病；对脂肪肝、糖尿病、浮肿、便秘等有辅助疗效；对老年人增强体力、延年益寿也大有裨益。

降血压关键营养成分

膳食纤维 ☑

对高血压和并发症的益处

帮助排钠，辅助降血压。燕麦富含的膳食纤维具有吸附钠的作用，促使人体内多余的钠随粪便排出体外，使体内钠的含量降低，从而辅助降血压。

预防高血压合并血脂异常。燕麦能降低血液中的胆固醇与甘油三酯，可起到调脂减肥，预防高血压合并血脂异常的功效。

这样吃才健康

1 燕麦一次不宜吃太多，吃多了会出现胃痛、腹胀等不适感。

2 即食燕麦片烹煮的时间不宜过久，不然会损失营养。

3 燕麦有平稳血糖的作用，与含淀粉较多、容易升高血糖的大米一起食用，能较好地控制餐后血糖。

4 虾中牛磺酸的含量相当丰富，它可以护心、解毒；燕麦富含维生素 B_6，有利于牛磺酸的合成。二者搭配，有助于人体健康。

降压这样吃

豆浆麦片粥

材料 黄豆 60 克,即食燕麦片 100 克。

调料 白糖 10 克。

做法

1. 黄豆洗净,用清水浸泡 10~12 小时;即食燕麦片倒入大碗中。

2. 把浸泡好的黄豆倒入全自动豆浆机中,加水至上下水位线之间,煮至豆浆机提示豆浆做好,取适量冲入装有即食燕麦片的大碗中,加入白糖,盖上碗盖闷 10 分钟,搅拌均匀即可。

烹饪小帮手 冲入豆浆后的燕麦片一定要闷够 10 分钟,这样口感更滑爽、软糯。

燕麦黑米糊

材料 燕麦、黑米、糯米各 15 克。

调料 蜂蜜 15 克。

做法

1. 燕麦、黑米、糯米分别淘洗干净,用清水浸泡 24 小时,捞出,放入家用搅拌机中,加入足量的清水搅碎。

2. 锅置火上,倒入搅打好的米糊小火煮至略稠且软糯的粥状,凉至温热,加蜂蜜调味即可。

烹饪小帮手 蜂蜜宜在做好的米糊凉至温热后再放,不然高温会破坏蜂蜜的营养。

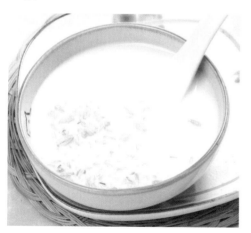

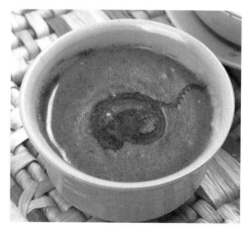

• 专家连线 •

高血压患者为何要远离咖啡因?

咖啡因能使血压上升 5~15mmHg,尤其是在精神紧张的时候,咖啡因和紧张的情绪会产生危险性相乘效果,把血压推高到不利健康的程度。另外,一项研究显示,喝一杯咖啡之后,血压升高的时间可长达 12 小时。因此,高血压患者尤其应避免在工作压力大的时候喝富含咖啡因的饮料。

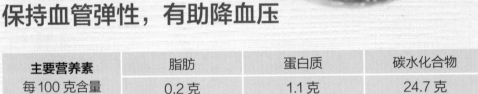

推荐用量 **每日宜吃 40 克**

红薯

保持血管弹性，有助降血压

主要营养素 每100克含量	脂肪	蛋白质	碳水化合物
	0.2克	1.1克	24.7克

营养功效

红薯具有补中、和血、暖胃、益五脏、增强免疫力、保护皮肤、延缓衰老的功效。红薯含丰富的膳食纤维，能刺激消化液分泌及促进胃肠蠕动，起到润肠通便的作用。

降血压关键营养成分

黏蛋白 ☑

对高血压和并发症的益处

促进胆固醇的排泄，保持血管壁的弹性。红薯切开后会渗出白色的浆状物质，这种物质是黏蛋白，它能保护黏膜，促进胆固醇的排泄，保持血管壁的弹性，有助于降低血压。

有效预防脑动脉硬化。红薯具有消除活性氧的作用，由于活性氧可诱发动脉硬化，高血压患者常吃红薯可以有效预防脑动脉硬化。

这样吃才健康

1 红薯一次不宜食用过多，不然会出现烧心、吐酸水、肚胀排气等不适感。

2 红薯在胃中会产酸，胃溃疡及胃酸过多的人最好不吃或少吃。

3 红薯可以降低血压，并保持血管壁的弹性，预防动脉硬化，和大米一起食用，可以减轻食用红薯后出现的胀气或排气等不适症状。

降压这样吃

自制红薯干

材料 红薯 500 克。

做法

红薯洗净，蒸熟，取出，凉凉，去皮，切片，摆放在干净的蒸帘上，放在室内通风且隔着玻璃能晒到阳光的地方晾晒至干即可。

烹饪小帮手 刚买回来的红薯最好在阴凉通风的地方放 4～5 天，让水分蒸发一些，做出的红薯干味道会更甜一些；红薯蒸熟凉凉后再切，不容易被切散。

烤红薯

材料 红薯 2 个（每个约 150 克）。

做法

红薯洗净，沥干水分，用食品专用锡纸包好，放入烤盘中，送入微波炉，用中火烘烤 4 分钟，翻面再用中火烘烤 4 分钟，取出食用即可。

烹饪小帮手 不建议选用个头较大的红薯，否则可能没等红薯烤熟，表皮已经煳了；两个红薯烘烤时要彼此留有一些距离，这样受热均匀，烤熟后口感好。

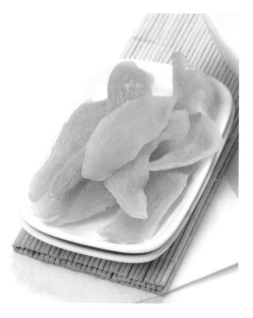

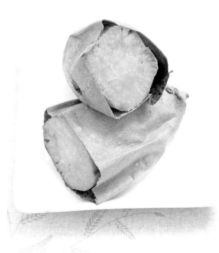

• 专家连线 •

为什么不提倡老年高血压患者常赴盛宴？

老年高血压患者参加宴会时，面对美食佳肴的诱惑容易吃得过多，加上长时间交谈，精神高度兴奋，情绪激动，会增加心脏负担，易引发心绞痛、心肌梗死或脑卒中等危险。因此，老年高血压患者要尽量少赴盛宴。

推荐用量 每日宜吃 50 克

芹菜

防止毛细血管破裂

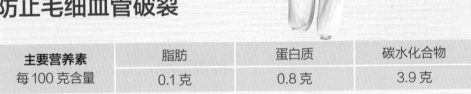

主要营养素 每100克含量	脂肪	蛋白质	碳水化合物
	0.1克	0.8克	3.9克

营养功效

芹菜含大量的膳食纤维，能够加快粪便在肠内的运转时间，预防便秘和直肠癌等疾病；芹菜还含有挥发性的芳香油，对增进食欲，帮助消化、吸收都大有好处。

降血压关键营养成分

维生素 P ☑

对高血压和并发症的益处

增加血管弹性，防止毛细血管破裂。 芹菜中的维生素 P 可降低毛细血管的通透性，增加血管弹性，具有降血压、防止毛细血管破裂等功效，对于原发性高血压、妊娠高血压及更年期高血压均有疗效。

有益动脉硬化、血脂异常等并发症。 芹菜中含有丰富的钾，对高血压及动脉硬化、血脂异常症等并发症有辅助治疗作用。

这样吃才健康

1 芹菜炒熟后降压作用并不明显，最好生吃或凉拌，连叶带茎一起嚼食，可最大限度地保存营养，起到降压的作用。

2 芹菜适宜和坚果一起搭配食用，坚果可以补充芹菜欠缺的脂肪，同时由于芹菜富含膳食纤维，又能抑制吸收过量油脂，避免加重肠胃负担。

3 芹菜含有丰富的膳食纤维，番茄可健胃消食，对高血压、高脂血症患者尤为适用。二者搭配既降压又降脂。

降压这样吃

香干炒芹菜

材料 芹菜250克，香干300克。

调料 葱花5克，盐3克，料酒10克，香油4克。

做法

1. 芹菜择洗干净，先剖细，再切长段；香干洗净，切条。

2. 炒锅置火上，倒油烧至七成热，用葱花炝锅，下芹菜段煸炒，再放入香干条、料酒炒拌均匀，出锅前加盐调味，淋上香油拌匀即可。

芹菜叶粉丝汤

材料 芹菜叶50克，粉丝10克。

调料 葱花、姜末各5克，盐2克，香油4克。

做法

1. 芹菜叶洗净；粉丝用温水泡软。

2. 锅置火上，倒入植物油烧至五成热，放入葱花、姜末炝锅，加入芹菜叶翻炒后注入适量清水，加入粉丝同煮，沸腾后加盐调味，淋入香油即可。

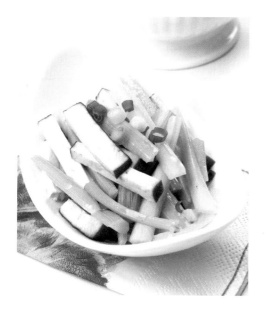
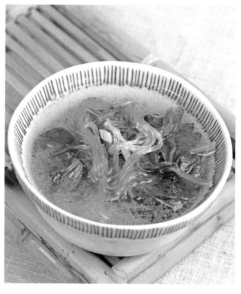

·专家连线·

高血压患者选择什么样的油脂比较好？

对于高血压患者来说，选择油脂，以单不饱和脂肪酸和多不饱和脂肪酸含量高者为好。橄榄油、茶子油含较高的单不饱和脂肪酸，可首选。玉米油、花生油等含较高多不饱和脂肪酸，也可选用。现在主张科学搭配食用油，即动物油和植物油搭配食用有利于健康。在动物油中，鱼油含有多种不饱和脂肪酸，具有很好的降胆固醇作用。

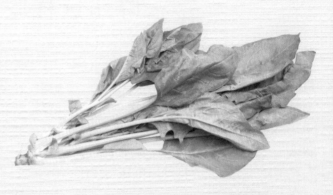

推荐用量 每日宜吃 50 克

菠菜
限制钠内流

主要营养素 每100克含量	脂肪	蛋白质	碳水化合物
	0.3克	2.6克	4.5克

营养功效

菠菜富含维生素 C 和叶酸，前者可协助铁的吸收，后者是重要的造血物质，因此，常吃菠菜对防治缺铁性贫血有一定的积极意义。菠菜中含有一种类似胰岛素的物质，作用与胰岛素接近，能使血糖保持稳定。

降血压关键营养成分

镁 ☑ 钾 ☑

对高血压和并发症的益处

富含镁、钾，降低血压。菠菜含的镁能稳定血管平滑肌细胞膜的钙通道，排出钙离子，泵入钾离子，加上菠菜本身也含钾，能限制钠内流，减少应激诱导的去甲肾上腺素的释放，从而起到降压的作用。

预防和辅助治疗糖尿病合并高血压。菠菜有助于维持血糖稳定，对糖尿病合并高血压有预防和辅助治疗的作用。

这样吃才健康

1 菠菜富含草酸，会影响人体对钙的吸收，所以烹调菠菜前宜用沸水将其焯透以减少草酸的含量。

2 菠菜和猪肝搭配可增强补血效用，因为猪肝含铁等，菠菜含维生素 C 和铁，两者同食，补血效果更强。

降压这样吃

菠菜炒猪肝

材料 猪肝250克，菠菜150克。

调料 葱末、姜末各5克，酱油、料酒各5克，水淀粉6克，醋少许。

做法

1. 猪肝用流水洗净，放在清水里，加几滴醋，浸泡2小时，捞起沥干水分，用刀切成硬币厚度的片，盛入碗中，加入淀粉拌匀；菠菜择洗干净，焯水，切段，捞出沥干。

2. 锅内倒油烧热，下入猪肝，用炒勺推散，滑透油，至变色时捞出，沥干油。

3. 锅内留少许油，放葱末、姜末炒香，放入猪肝片，依次加入酱油、料酒、菠菜段，翻炒均匀后，用水淀粉勾芡，沿同一方向翻炒1分钟即可。

三彩菠菜

材料 菠菜350克，粉丝50克，海米30克，鸡蛋2个。

调料 蒜末5克，盐2克，醋10克，香油5克。

做法

1. 菠菜择洗干净，放沸水中略烫，捞出切长段；粉丝泡发后剪成长段；海米泡发；鸡蛋加盐打散。

2. 煎锅倒油烧至五成热，倒入蛋液，让其在锅内摊开，待摊成蛋皮后，取出，切丝。

3. 炒锅倒油烧热，炒香蒜末、海米，加入菠菜段、粉丝段、鸡蛋丝、醋，翻炒至熟，加盐、香油即可。

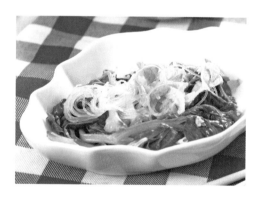

· 专家连线 ·

高血压患者应如何合理安排饮食？

饮食安排应少量多餐，避免过饱；高血压患者通常较肥胖，必须吃低热量食物，总热量宜控制在每日1600~2000千卡，每天主食150~250克，动物性蛋白质和植物性蛋白质各占50%。不伴有肾病或痛风的高血压患者，可多吃大豆、花生、黑木耳或银耳及水果。晚餐应少而清淡，过量油腻的食物会诱发脑卒中。食用油要用含维生素E和亚油酸的素油，不吃甜食。多吃高膳食纤维的食物以及少量鱼、虾、去皮禽肉、脱脂奶粉、蛋清等。

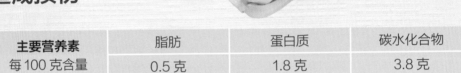

推荐用量 每日宜吃 150 克

油菜

避免高血压对动脉壁造成损伤

主要营养素 每100克含量	脂肪	蛋白质	碳水化合物
	0.5 克	1.8 克	3.8 克

营养功效

油菜有促进血液循环、散血消肿的作用，能辅助治疗淤血腹痛、丹毒、肿痛脓疮等；油菜中所含的植物激素，能够促进酶的形成，对进入人体内的致癌物质有吸附作用并促进其排出体外，故有防癌功能。

降血压关键营养成分

钙 ☑ 钾 ☑

对高血压和并发症的益处

富含钙、钾，可降低血压。油菜中含有钙，我国流行病学证实，人体缺钙会引起血压升高，钙摄入量低者血压高。油菜所含的钾还能避免高血压对动脉壁造成的损伤。

降低脑卒中引起的并发症。油菜可使血管承受较大的压力，从而降低脑卒中引起的并发症的发病率。

这样吃才健康

1 吃剩的熟油菜过夜后就不要再吃，因亚硝酸盐沉积，易引发癌症。

2 油菜和香菇都富含膳食纤维，搭配食用能缩短食物在肠胃中停留的时间，促进肠道代谢，减少脂肪在体内的堆积，预防便秘。

3 油菜和海米同食不仅能提供丰富的维生素和钙质，还能消肿散血、清热解毒。

降压这样吃

香菇油菜

材料 油菜 300 克，香菇 50 克。

调料 盐 2 克，水淀粉 10 克，酱油 5 克。

做法

1. 油菜择洗干净，沥干；香菇用温水泡发，去蒂，挤干水分，切片。

2. 炒锅置火上，倒油烧热，放入油菜，翻炒片刻，加盐调味，盛出待用。

3. 锅置火上，倒油烧至五成热，放入香菇翻炒均匀，然后调入酱油炒至香菇熟，用水淀粉勾芡，放入炒熟的油菜翻炒均匀即可。

海米拌油菜

材料 嫩油菜 200 克，海米 30 克。

调料 盐 2 克，醋 10 克，香油少许。

做法

1. 油菜洗净；海米用温水泡发洗净，炒熟。

2. 将油菜放入沸水中焯一下，捞入冷水中过凉，沥干水分，放在盘中。

3. 海米放油菜上，用盐、醋、香油调成调味汁，浇在海米和油菜上，拌匀即可。

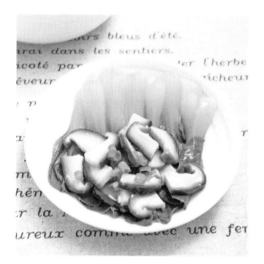

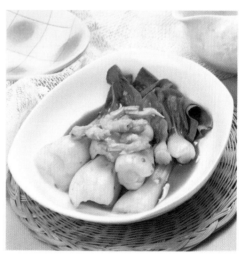

• 专家连线 •

为什么高血压患者不能摄入过多味精？

味精的主要成分是谷氨酸钠，在体内会分解形成谷氨酸和钠离子，相当于另一种形式的"盐"，过食味精可造成体内水钠潴留，导致血管管腔变细，血管阻力升高，同时血容量升高，加重心肾负担，进一步使血压升高。越是血压高的人，味觉越不灵敏，越是要求味道的浓重，所以，很容易形成恶性循环。为了从根本上使血压得到控制，就应从忌口开始做起，少吃味精，慢慢纠正不健康的饮食习惯。

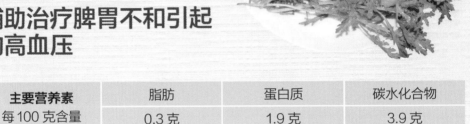

茼蒿

辅助治疗脾胃不和引起的高血压

主要营养素 每100克含量	脂肪	蛋白质	碳水化合物
	0.3克	1.9克	3.9克

营养功效

茼蒿中含有特殊香味的挥发油，有助于宽中理气，消食开胃，增进食欲，并且其所含膳食纤维有助肠道蠕动，促进排便；茼蒿还具有补脑，防止记忆力减退的作用。

降血压关键营养成分

挥发油 ☑ 胆碱 ☑

对高血压和并发症的益处

辅助治疗脾胃不和引起的高血压。茼蒿中的挥发油有健脾和胃的功效，有利于辅助治疗脾胃不和引起的高血压，改善眩晕胸闷、食少痰多等症状。茼蒿所含的胆碱也有降低血压的作用。

这样吃才健康

1 茼蒿中的芳香精油遇热易挥发，会减弱茼蒿的健胃作用，烹调时应大火快炒。

2 用鲜茼蒿榨汁，每天喝两次，一次喝一杯，可以缓解因高血压引起的头昏脑涨；用鲜茼蒿水煎后加少许冰糖饮用，可以辅助治疗热咳浓痰；用鲜茼蒿和菊花脑煮汤喝，每日喝两次，对烦热头昏、睡眠不安有一定的疗效。

3 慢性肠胃病和习惯性便秘适宜多吃茼蒿。由于茼蒿气浊，能助相火，所以一次不要吃得过多。

4 茼蒿含有较多的脂溶性维生素——胡萝卜素，适合搭配肉蛋等共同烹调，以促进胡萝卜素的吸收和利用。

降压这样吃

茼蒿腰片汤

材料 猪腰150克，茼蒿100克。

调料 葱花、姜片各5克，香油、料酒、水淀粉各10克，盐3克。

做法

1. 猪腰洗净，横刀剖开，去除白色筋状物，洗净，切片，加水淀粉、料酒腌渍20分钟；茼蒿择洗干净，切段。

2. 锅置火上，倒油烧至七成热，放入葱花、姜片和香油，倒入猪腰片滑熟，加适量清水煮熟，放入茼蒿段煮熟，用盐调味即可。

茼蒿豆腐

材料 茼蒿150克，豆腐300克。

调料 葱花5克，盐2克，水淀粉10克。

做法

1. 茼蒿择洗干净，切末；豆腐洗净，切丁。

2. 炒锅置火上，倒入植物油烧至七成热，放葱花炒香，放入豆腐丁翻炒均匀。

3. 锅中加少量清水，烧沸后收干，倒入茼蒿末翻炒2分钟，用盐调味，水淀粉勾芡即可。

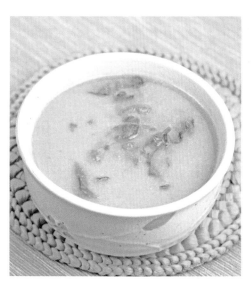

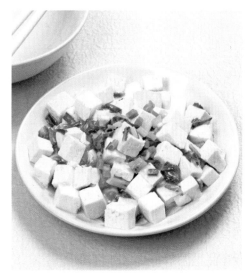

• 专家连线 •

高血压患者可以食用蜂蜜吗？

蜂蜜中含有多种营养物质，其特有的味道也深受各年龄段人们的喜爱。蜂蜜含有较多钾，也具有一定的通便作用，对患高血压的老年人来说是可以食用的。但同时蜂蜜中含有大量的糖，肥胖或有血糖问题的老年尽量不要饮用蜂蜜。没有血糖问题及肥胖问题的老年人也应注意，服用量不要太大。

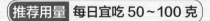

推荐用量 每日宜吃 50~100 克

荠菜

适宜肝阳上亢型高血压患者食用

主要营养素 每100克含量	脂肪	蛋白质	碳水化合物
	0.4克	2.9克	4.7克

营养功效

荠菜所含的荠菜酸能缩短出血时间，可以止内血，对内伤出血、便血、尿血、咯血等有较好的辅助治疗作用；荠菜的生物碱能促进膀胱和输尿管平滑肌运动，利于结石排出。

降血压关键营养成分

胆碱 ☑ 乙酰胆碱 ☑
荠菜酸钾 ☑

对高血压和并发症的益处

对肝阳上亢型的高血压患者降压效果较好。 现代药理研究证实，荠菜含有丰富的胆碱、乙酰胆碱、荠菜酸、钾等成分，有降低血压的功能，尤其对于肝阳上亢型的高血压患者降压效果较好。

对高血压合并冠心病患者有益。 荠菜中的黄酮类物质和芳香苷能扩张冠状动脉，增加冠状动脉的血流量，对高血压合并冠心病患者有较好的保健作用。

这样吃才健康

1 荠菜草酸含量较高，会影响人体对钙的吸收，食用前应先用开水焯一下，尤其是和豆制品、木耳、虾仁搭配时。

2 荠菜和鸡肉搭配食用可取得滋阴补气、减肥美容的功效，同时荠菜中的膳食纤维还能抑制人体对脂肪的吸收。

降压这样吃

荠菜炒鸡片

材料 荠菜150克，鸡胸肉100克。

调料 葱花、姜末各5克，盐2克。

做法

1. 荠菜择洗干净；鸡胸肉洗净，切片。

2. 锅置火上，倒入植物油，待油温烧至七成热，炒香葱花和姜末，放入鸡胸肉片煸熟，倒入荠菜炒熟，用盐调味即可。

蛋皮拌荠菜

材料 荠菜250克，鸡蛋2个。

调料 蒜末5克，盐2克，香油10克。

做法

1. 荠菜择洗干净，入沸水中焯30秒，捞出，凉凉，沥干水分，切段；鸡蛋磕入碗内，打散。

2. 煎锅置火上，倒入植物油烧至五成热，淋入蛋液煎成薄蛋皮，盛出，切丝、取盘，放入荠菜段和蛋皮丝，用蒜末、盐和香油调味即可。

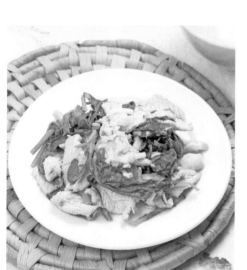
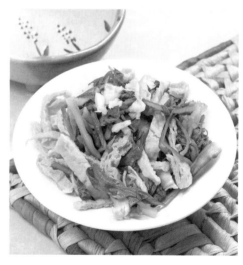

• **专家连线** •

高血压患者如何进食脂肪类食物？

一般来说，高血压患者要控制含胆固醇较高的动物脂肪及其制成的食品。其实，胆固醇其实并非一无是处，它是人体重要的和必要的组成物质，对维持人体正常生理活动是一大功臣，只是不能食用过量。因此，对于病情较轻、年龄在40岁以下且体型不胖的高血压患者，血胆固醇水平正常时，不主张严格限制脂肪的摄入量。而且动物脂肪中也含有较多不饱和脂肪酸，如鱼，特别是海鱼，其含有一种叫多烯康的成分，有利于软化血管。

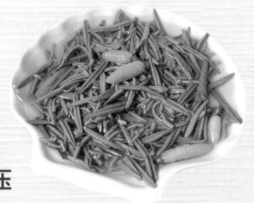

推荐用量 每日宜吃 50 克

莼菜

药理试验证实可降血压

主要营养素 每 100 克含量	脂肪	蛋白质	碳水化合物
	0.1 克	1.4 克	3.8 克

营养功效

莼菜的黏液质含有多种营养物质及多缩戊糖,有较好的清热解毒作用,能抑制细菌的生长;莼菜含有酸性杂多糖,能明显地促进巨噬细胞吞噬异物,增强机体的免疫功能,预防疾病的发生。

降血压关键营养成分

多糖 ☑

对高血压和并发症的益处

富含多糖,降低血压。莼菜的黏液质中富含多糖,经药理试验证实,这种黏液能降低血压。坚持食用,有利于高血压病情好转。

这样吃才健康

1 莼菜性寒,脾胃虚寒、腹泻者应少吃,妇女月经期及产后应少食。

2 莼菜含较多的单宁物质,与铁器相遇会变黑,所以忌用铁锅烹制。

3 莼菜细嫩软滑,特别适合老人、儿童及消化能力弱的人食用。

4 莼菜可与鲫鱼、鲤鱼、黄鱼等鱼类搭配食用,既能营养互补,又能增进莼菜的香味,促进食欲。

降压这样吃

西湖莼菜汤

材料 西湖莼菜100克，水发冬菇、熟火腿各25克，熟鸡胸肉50克。

调料 盐2克，香油5克，高汤350克。

做法

1. 将熟鸡胸肉、熟火腿、水发冬菇均切成丝状，西湖莼菜择洗干净，备用。

2. 锅置火上，加入适量清水煮沸，投入西湖莼菜，沸后立即捞出，沥去水分，盛在汤碗中。

3. 将高汤在锅内煮沸，放入水发冬菇丝，汤沸后加盐，起锅浇在莼菜上，再放入熟鸡胸肉丝、熟火腿丝，淋上香油即可。

莼菜鱼片汤

材料 莼菜250克，草鱼1条（约500克）。

调料 葱段、姜片各5克，料酒20克，盐3克，香油5克。

做法

1. 莼菜择洗干净，放入沸水中焯1分钟，捞出，沥干水分，盛入汤碗中；草鱼去鳞，除鳃和内脏，取肉，切片，加料酒、葱段、姜片和盐抓匀，腌渍15分钟。

2. 锅置火上，倒入适量清水烧沸，放入鱼片氽熟，用盐调味，离火，倒入装有莼菜的碗中，淋入香油即可。

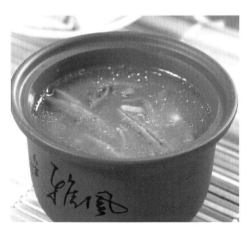
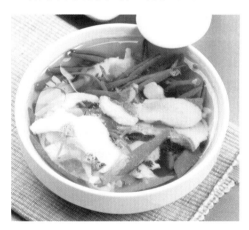

• 专家连线 •

更年期高血压患者应如何安排膳食？

高血压是更年期常见多发病，患者除积极的药物治疗外，科学的膳食调理也非常重要，应坚持以下原则：控制热量摄入，减少高脂肪饮食；少食高胆固醇食物，如动物内脏、蛋黄、鱼子、各种动物油；限制含糖高的食品，少吃甜的蛋糕、甜饼、甜点心、糖果等；控制食盐的摄入，每人每日食盐的摄入量控制在3克以下，尽量不吃咸菜、咸肉、腐乳等食物；多吃新鲜蔬菜；严格控制饮酒。

豌豆苗

防止由便秘引发的血压升高

主要营养素 每100克含量	脂肪	蛋白质	碳水化合物
	—	3.1 克	53.9 克

营养功效

豌豆苗富含维生素 C 和能分解体内亚硝胺的酶，可分解亚硝胺，起到防癌抗癌的作用；豌豆苗中丰富的钾能帮助排除体内多余的水分，有利于水肿型肥胖人群减肥轻身。

降血压关键营养成分

膳食纤维 ☑ 钾 ☑

对高血压和并发症的益处

含膳食纤维和钾，均可辅助降低血压。豌豆苗中的膳食纤维能促进大肠蠕动，保持大便通畅，防止由便秘引发血压升高。豌豆苗含的钾可促进排出人体内过剩的钠，从而达到降血压的效果。

这样吃才健康

豌豆苗越嫩越好，不要切，要大火快炒，为避免豌豆苗的水分渗出来，炒时可加少量水。

降压这样吃

豌豆苗炒鸡片

材料 豌豆苗 150 克，鸡胸肉 300 克，鸡蛋清 1 个。

调料 盐 2 克，料酒、水淀粉各 10 克，鲜汤 150 克。

做法

1. 豌豆苗择洗干净；鸡胸肉洗净，切片，用料酒、鸡蛋清、水淀粉拌匀，挂浆；把盐、料酒、鲜汤调制成味汁待用。

2. 锅内倒油烧热，倒入鸡片滑熟，捞出，沥油待用。

3. 油烧热，倒入豌豆苗翻炒片刻，倒入鸡片炒匀，淋味汁即可。

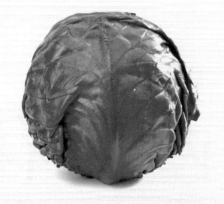

紫甘蓝

将人体中的钠置换出来

主要营养素 每100克含量	脂肪	蛋白质	碳水化合物
	0.2 克	1.5 克	4.6 克

营养功效

紫甘蓝中含溃疡愈合因子维生素 B_6，对溃疡有很好的治疗作用，能加速创面愈合；新鲜的紫甘蓝中含有植物杀菌素，有抑菌消炎的作用，对咽喉疼痛、外伤肿痛、蚊叮虫咬、胃痛、牙痛有一定的作用。

降血压关键营养成分

钾 ☑

对高血压和并发症的益处

促进钠排出，利于降低血压。 紫甘蓝是钾的良好来源，每100克紫甘蓝含钾120毫克以上。钾能和人体血液中的钠进行置换反应，将钠排出体外，有利于降低血压，是高血压患者的理想菜肴。

这样吃才健康

1 单纯甲状腺患者吃富含碘的食物时，不可进食紫甘蓝，因为紫甘蓝中的有机氰化物会抑制碘的吸收。

2 紫甘蓝宜与紫菜搭配食用，因为紫菜中牛磺酸的吸收需要维生素 B_6 的参与，而紫甘蓝富含维生素 B_6，两者同食能使人体更好地吸收其营养成分。

降压这样吃

三丝紫甘蓝

材料 紫甘蓝100克，柿子椒、胡萝卜、鸡胸肉各50克。

调料 盐3克，葱花5克。

做法

1. 紫甘蓝、胡萝卜洗净，切丝；柿子椒洗净，去蒂除子，切丝；鸡胸肉洗净，切丝。

2. 锅置火上，倒入植物油烧热，放葱花炒香，放入鸡肉丝和胡萝卜丝煸熟，下入紫甘蓝丝和柿子椒丝翻炒1分钟，用盐调味即可。

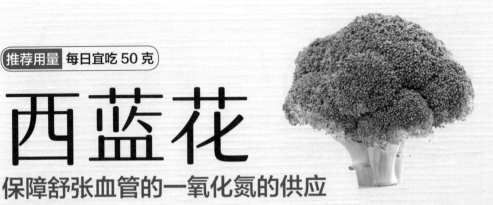

西蓝花

保障舒张血管的一氧化氮的供应

主要营养素 每 100 克含量	脂肪	蛋白质	碳水化合物
	0.6 克	4.1 克	4.3 克

营养功效

西蓝花富含钙和维生素 K，可促进骨组织钙化，抑制破骨细胞引起的骨吸收，从而增加骨密度，对防治骨质疏松有很好的效果；西蓝花还含有丰富的维生素 C，能增强肝脏的解毒能力，提高机体免疫力。

降血压关键营养成分

维生素 C ☑ 叶绿素 ☑

对高血压和并发症的益处

可清除自由基，调节血压。西蓝花中维生素 C 和叶绿素的含量都很高，具有抗氧化的作用，可清除自由基，保障体内舒张血管的一氧化氮的供应，能调节血压。

预防心脏病、脑卒中等高血压并发症。西蓝花中的类黄酮能够阻止胆固醇氧化，防止血小板凝结成块，从而预防心脏病、脑卒中等高血压并发症。

这样吃才健康

1 西蓝花富含钾，尿少或无尿患者应减少钾的摄入，因此不宜多食西蓝花。

2 西蓝花含有少量的致甲状腺肿物质，所以吃西蓝花时可通过食用海鱼、海带、紫菜等富含碘的食物来中和。

降压这样吃

西蓝花炒牛肉

材料 西蓝花 200 克，牛肉 150 克，胡萝卜半根。

调料 料酒、淀粉各 10 克，盐 2 克，蒜蓉、姜末、酱油各 5 克，胡椒粉少许。

做法

1. 牛肉洗净，切薄片，放入碗中，加料酒、酱油、淀粉腌渍 15 分钟；西蓝花择洗干净，掰小朵，用盐水洗干净，沥干；胡萝卜洗净，去皮，切片。

2. 油烧至五成热下牛肉滑散，肉变色后捞出，留底油烧热下蒜蓉、姜末炒香，加入胡萝卜片、西蓝花翻炒，放牛肉片，加盐炒匀即可。

西蓝花烩胡萝卜

材料 西蓝花 250 克，胡萝卜 50 克。

调料 葱花、蒜末各 5 克，盐 2 克。

做法

1. 西蓝花择洗干净，掰成小朵，入沸水中略焯，捞出，沥干水分；胡萝卜洗净，切片。

2. 炒锅置火上，倒入植物油烧至七成热，加葱花、蒜末炒香，放入胡萝卜片翻炒，倒入西蓝花炒熟，用盐调味即可。

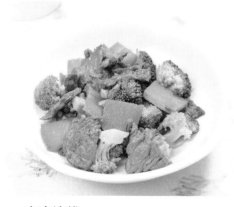

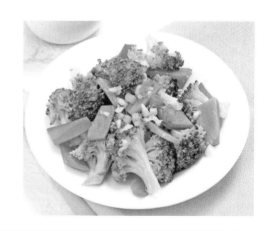

· 专家连线 ·

为什么高血压患者不能喝运动型饮料和碳酸饮料？

　　高血压患者最好少喝运动型饮料和碳酸饮料。因为运动型饮料一般含钠等电解质，这类物质容易加重血液、血管、肾脏的负担，导致血压升高，心脏负荷加大引发不适；碳酸饮料中也含有钠，研究人员发现，一天喝可乐多于 4 罐的人，高血压比例比少饮或不饮可乐者，高出 28%~44%。即使是喝低糖的可乐，也会增加患高血压的风险，只不过概率稍微降低一点而已。

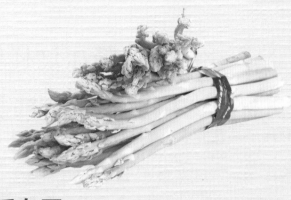

推荐用量 每日宜吃 50 克

芦笋

扩张末梢血管，降低血压

主要营养素 每100克含量	脂肪	蛋白质	碳水化合物
	0.1克	1.4克	4.9克

营养功效

芦笋含的天门冬酰胺是一种能抑制癌细胞生长的物质，对几乎所有的癌症都有一定的辅助治疗作用；芦笋含有较多膳食纤维，可促进胃肠蠕动，排除毒素，帮助消化，促进食欲。

降血压关键营养成分

天门冬酰胺 ☑ 槲皮黄酮 ☑

对高血压和并发症的益处

扩张末梢血管，从而降低血压。芦笋中的天门冬酰胺可扩张末梢血管，有利于降低血压；所含的槲皮黄酮有增强毛细血管弹性、抗血小板凝集等作用，并起到降血压的作用。

对高血压并发冠心病有较好的防治作用。芦笋能扩张冠状动脉，增加冠状动脉血流量，对高血压并发冠心病有较好的预防作用。

这样吃才健康

1 芦笋中的叶酸很容易被破坏，所以若用来补充叶酸应避免高温烹煮，最佳的食用方法是用微波炉小功率热熟。

2 芦笋中叶酸含量较高，猪肉中含有维生素 B_{12}，两者同食，有利于人体对维生素 B_{12} 的吸收和利用。

降压这样吃

里脊肉炒芦笋

材料 猪里脊肉150克，芦笋3根，水发木耳50克。

调料 盐2克，水淀粉10克，蒜片5克，胡椒粉少许。

做法

1. 将水发木耳洗干净，捞起后沥干，切丝；猪里脊肉切成细条状；芦笋洗净，切成约3厘米长的小段。

2. 将锅预热，加入植物油，先把蒜片爆香，再放入猪里脊肉细条、芦笋段和木耳丝翻炒均匀，加入盐和胡椒粉调味，用水淀粉勾芡即可。

鲜虾芦笋

材料 芦笋250克，鲜海虾100克。

调料 葱花、姜末各5克，盐2克，料酒15克，淀粉10克。

做法

1. 芦笋去老皮，洗净，切段；鲜海虾去虾须，剪开虾背，挑出虾线，洗净，用料酒、淀粉腌渍10分钟。

2. 锅置火上，倒入植物油烧至七成热，放葱花、姜末炒香，放入鲜海虾、芦笋段翻炒至熟，加盐调味即可。

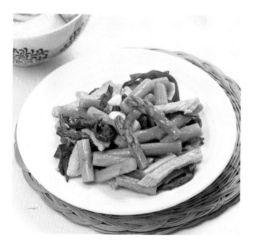

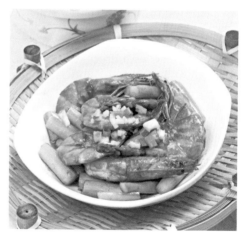

• 专家连线 •

高血压患者怎样吃早餐？

　　早餐一定要进食一些碳水化合物，最好选择没有精加工的粗杂粮并且掺一些坚果；蛋白质也不能少，可选择奶类、大豆及其制品；早餐一定要有蔬菜和水果。就餐时间也很重要，一般来说起床后活动20～30分钟，吃早餐是最合适的。建议高血压患者的营养早餐这样安排：牛奶1杯，鸡蛋1个或熟肉1份，全麦面包几片或馒头1个，蔬菜1碟，如烫菠菜、圆白菜或空心菜等，也可吃生菜沙拉，水果1个或鲜果汁1杯。

莴笋

有利于维持血压稳定

主要营养素	脂肪	蛋白质	碳水化合物
每100克含量	0.1克	1.0克	2.8克

营养功效

莴笋中含有一种芳香烃羟化脂，能分解食物中的致癌物亚硝胺，防止癌细胞的形成；莴笋的乳状浆液，可增强消化液的分泌，增进食欲。

降血压关键营养成分

钾 ☑

对高血压和并发症的益处

高钾低钠，利于维持血压稳定。莴笋含钾丰富而钠含量低，钾的含量是钠的五六倍，有利于体内电解质的平衡，维持血压稳定，对高血压患者十分有益。

这样吃才健康

1 莴笋尤其是莴笋叶含大量叶绿素，具有促进人体造血的功能，与含B族维生素的牛肉同食，具有调养气血的作用。

2 莴笋有利五脏、顺气通经脉、健筋骨、洁齿明目、清热解毒等功效，蒜薹能解毒杀菌，两者同食可以防治高血压。

3 中医认为，蜂蜜的食物性属凉，莴笋性凉，二者同食，不利肠胃，易致腹泻。

降压这样吃

莴笋炒牛肉丝

材料 莴笋300克，牛肉丝200克。

调料 蒜末、葱花各5克，酱油、料酒各5克，盐2克。

做法

1. 将莴笋洗净去皮，切成丝；牛肉洗净，切成丝，用酱油和料酒腌渍10分钟。

2. 锅置火上，倒植物油烧热后，放蒜末、葱花爆香，加入牛肉丝，大火快炒约1分钟，捞出备用。

3. 锅留底油，放入莴笋丝大火快炒约2分钟，加牛肉丝翻炒均匀，加盐调味即可。

三丝莴笋

材料 莴笋150克，胡萝卜1根，柿子椒1个，粉丝10克。

调料 盐2克，香油少许。

做法

1. 莴笋、胡萝卜洗净，去皮，切丝；柿子椒去蒂除子，切成丝；粉丝用温水泡软，切成段。

2. 将莴笋丝、胡萝卜丝、柿子椒丝、粉丝入沸水焯透，捞出，凉凉。

3. 将莴笋丝、胡萝卜丝、柿子椒丝和粉丝段放入盘中，加盐、香油拌匀即可。

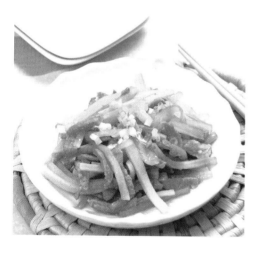

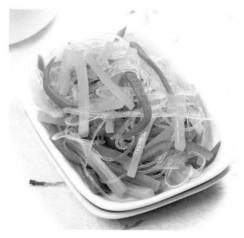

• **专家连线** •

高血压患者怎样吃晚餐？

一是量要适中，不豪饮贪吃；二是食物菜肴以清淡为主，尤其是老年高血压患者，要少吃煎炸、咸甜食品，宜吃易消化食物，应配些汤类，不要怕夜间多尿而不敢饮水或喝粥，而且要荤素兼顾，切忌大鱼大肉；三是饭后或睡前不饮烈性酒和刺激性饮料，如浓茶、咖啡等。晚睡的人如感到饥饿，可在上床前喝1杯牛奶或豆浆，吃几块饼干，切不可大量进食，否则影响晚间睡眠，得不偿失。

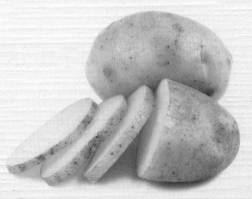

土豆

保钾排钠，防止血压升高

主要营养素 每100克含量	脂肪	蛋白质	碳水化合物
	0.2克	2.0克	17.2克

营养功效

土豆含有大量膳食纤维，能宽肠通便，防止便秘，预防肠道疾病的发生，还能增加饱腹感，有助减肥。

降血压关键营养成分

钾 ☑

对高血压和并发症的益处

将钠排出体外，防止血压升高。土豆富含钾，每100克土豆中的钾含量高达300多毫克，能取代体内的钠，同时能将钠排出体外，防止血压升高。

降低高血压患者发生脑卒中和心肌梗死的风险。土豆中的黏液蛋白，可防止心血管内壁脂肪沉积，保持血管的弹性，降低高血压患者发生脑卒中和心肌梗死的风险。

这样吃才健康

1 切好的土豆不宜放在水中浸泡太久，否则会使其含有的维生素 C 和钾大量流失。

2 土豆具有和胃调中、益气健脾等功效；醋可以促进唾液和胃液的分泌，帮助消化。二者搭配可开胃助消化，辅助治疗消化不良等。

降压这样吃

土豆烧肉

材料 土豆 300 克，五花肉 200 克。

调料 豆瓣酱、葱段、姜丝各 5 克，盐
2 克，料酒 10 克，香油 4 克，大
料少许。

做法

1. 五花肉洗净，切块；土豆洗净，去
皮，切块待用。

2. 炒锅上火，倒油烧至四成热，放入葱
段、姜丝、大料、五花肉块煸炒至肉
变色，加入料酒、豆瓣酱炒出香味。

3. 加适量清水，转中火烧 30 分钟，最
后加入土豆块，小火烧至土豆变软，
调入盐、香油即可。

醋熘土豆丝

材料 土豆 500 克。

调料 醋 15 克，盐 2 克，葱 段 10 克，
花椒、干红辣椒各少许。

做法

1. 土豆洗净去皮，切细丝，放入凉水中
浸泡 10 分钟，沥干水分。

2. 锅内放油烧热，放入花椒炸至表面开
始变黑，捞出，放入干红辣椒，随后
立即将沥干水的土豆丝倒进去，翻炒
几下，放入醋、土豆丝，将熟时加入
葱段、盐，炒匀即可。

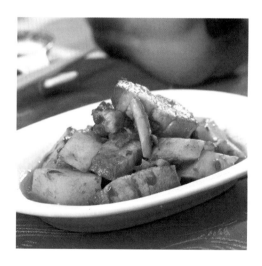
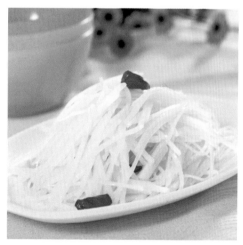

> **· 专家连线 ·**
>
> ### 经常吃鱼对高血压患者有什么好处？
>
> 经常吃鱼能促进血管壁释放出前列环素，松弛血管四周肌肉，使血管扩张，血压下
> 降，并能防止血栓形成。大量摄入鱼类蛋白质，会使血管变得结实而富有弹性。同时，鱼
> 类含钙、钾丰富，这对预防高血压无疑也大有裨益。因此，高血压患者应多吃鱼。

胡萝卜

促进肾上腺素合成，调节血压

主要营养素 每100克含量	脂肪	蛋白质	碳水化合物
	0.2 克	1.4 克	10.2 克

营养功效

胡萝卜富含胡萝卜素，进入人体后合成维生素 A，具有促进机体正常生长与繁殖、防止呼吸道感染与保持视力正常等功能；常吃胡萝卜还可促进新陈代谢，增进血液循环，从而使皮肤细嫩光滑，肤色红润。

降血压关键营养成分

槲皮素 ☑ **山柰酚** ☑
琥珀酸钾盐 ☑

对高血压和并发症的益处

促进肾上腺素合成，调节血压。胡萝卜中含有槲皮素、山柰酚等物质，能促进肾上腺素合成，具有调节血压的作用；其所含琥珀酸钾盐是降低血压的有效成分。

减少高血压患者并发糖尿病的危险。常食胡萝卜有利于平稳血糖。

这样吃才健康

1 饮酒时不宜吃胡萝卜，因为胡萝卜素与酒精一同进入人体后，就会在肝脏中产生毒素，损害肝细胞，有可能引发肝病。

2 胡萝卜中的胡萝卜素是脂溶性物质，应用油炒熟或和肉类一起炖煮，以利吸收。

3 山楂和胡萝卜一起食用，会破坏维生素 C。

降压这样吃

胡萝卜烧牛腩

材料 胡萝卜250克，牛腩150克。

调料 葱段、姜片各10克，大料2粒，盐4克，水淀粉15克，料酒10克，香油5克。

做法

1. 胡萝卜洗净，切滚刀块；牛腩洗净，切块，入沸水中焯去血水，捞出备用。

2. 锅置火上，倒植物油烧热，放入姜片、葱段、大料、牛腩块、料酒炒香，加适量水炖40分钟，加胡萝卜块中小火烧30分钟，待牛腩烂熟时加盐，用水淀粉勾薄芡，淋上香油即可。

苦瓜胡萝卜煎蛋

材料 胡萝卜50克，苦瓜60克，鸡蛋2个。

调料 盐2克，葱花5克。

做法

1. 苦瓜对半剖开，去瓤，洗净切成小丁；胡萝卜切小丁；鸡蛋打散，放入苦瓜丁、胡萝卜丁、葱花、盐拌匀。

2. 锅中放少许油，转动锅，使油平铺锅面，倒入蛋液，转动平底锅，使蛋液均匀铺到锅上；小火加热，表面凝固后翻面，再煎1分钟即可。

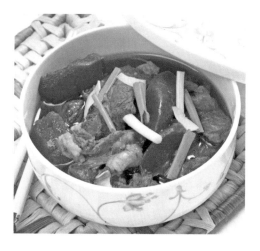

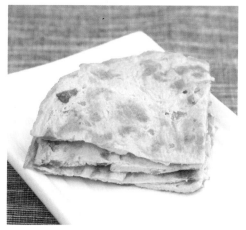

• 专家连线 •

高血压患者可以吃火锅吗？

火锅汤和食材中脂肪和碳水化合物含量较多，而且还有以下隐患：火锅店空气流通差，造成室内空气污浊；饮食过量造成血液集中在肠胃部位，使脑部缺氧；吃火锅后饮用冷饮会使肠胃中血管收缩，血压短时间极其不稳定，高血压患者还容易出现头晕，严重时可诱发心肌梗死、脑卒中。因此，高血压患者最好不吃火锅。如果实在想吃，要注意少选脂肪含量高的食材，不喝汤，并在吃完火锅后吃些水果。

白萝卜

通过调节免疫功能调节血压

主要营养素 每100克含量	脂肪	蛋白质	碳水化合物
	0.1克	0.5克	5.0克

营养功效

白萝卜含芥子油、淀粉酶和膳食纤维，具有促进消化，增强食欲，加快肠胃蠕动的作用；白萝卜含有木质素，能提高巨噬细胞的活力，吞噬癌细胞，具有防癌作用。

降血压关键营养成分

维生素 C ☑ 锌 ☑

对高血压和并发症的益处

抑制有毒有害物质，升高血压。白萝卜中的维生素 C 和锌元素有抑制有毒有害物质导致血压升高的作用。

这样吃才健康

1 生萝卜有刺激性，其辛辣会刺激视神经，所以平日眼睛易充血、眼压高的人最好不要吃。

2 吃肉易生痰，易上火。在吃肉的时候搭配一点萝卜，或者做一些以萝卜为配料的菜，不但不会上火，还会起到很好的营养滋补作用。

3 豆腐多吃会引起消化不良，但是白萝卜可以增强人的消化功能，两者共食，有助于人体吸收营养。

4 人参可以补元气，而白萝卜通气消食，会加快排泄人参的营养成分，二者不宜搭配，否则会影响人参的滋补作用。

降压这样吃

萝卜排骨煲

材料 白萝卜 200 克，排骨 250 克。

调料 葱花 5 克，料酒 10 克，盐 2 克，胡椒粉、香菜末各少许。

做法

1. 白萝卜洗净，去皮切块；排骨洗净，切段；两者分别放入沸水中焯透，沥干水。

2. 煲内放入排骨，加适量清水，大火煮沸后，转小火继续焖煮 45 分钟，加入萝卜块再煮约 30 分钟，加盐、料酒、胡椒粉调味，撒上葱花和香菜末即可。

烹饪小帮手 做萝卜排骨煲时，可加入少许醋。

白萝卜羊肉蒸饺

材料 面粉 350 克，羊肉 200 克，白萝卜 100 克。

调料 葱末 5 克，酱油、花椒水各 5 克，盐 2 克，胡椒粉、香油各少许。

做法

1. 面粉放入容器中，加温水搅拌均匀，揉成光滑的面团，醒发 30 分钟；白萝卜洗净，擦成丝，切碎。

2. 羊肉洗净，剁成末，加酱油、花椒水、盐、胡椒粉，朝一个方向搅打上劲，放入白萝卜碎、葱末、香油拌匀，制成饺子馅。

3. 醒发好的面团搓条，揪成大小均匀的面剂子，擀成饺子皮，包入饺子馅，做成蒸饺生坯，送入烧沸的蒸锅大火蒸熟即可。

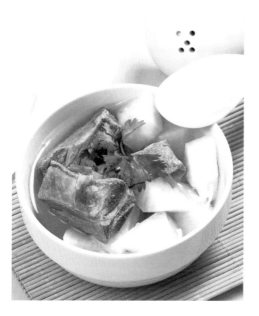

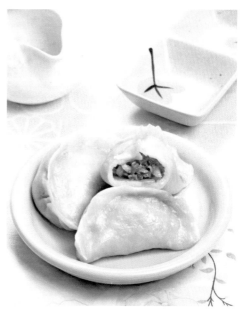

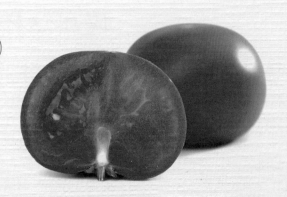

推荐用量 每日宜吃 100~150 克

番茄

使钠离子浓度降低

主要营养素 每 100 克含量	脂肪	蛋白质	碳水化合物
	0.1 克	0.6 克	3.2 克

营养功效

番茄中的番茄红素具有独特的抗氧化性，可清除体内自由基，具有防癌抗衰老的功效；番茄中的苹果酸和柠檬酸等有机酸，有增加胃液酸度、帮助消化、调整胃肠功能的作用。

降血压关键营养成分

维生素 P ☑ 番茄红素 ☑ 钾 ☑

对高血压和并发症的益处

番茄红素能使钠离子浓度降低，而降低血压。番茄有利尿作用，使钠离子浓度降低，降低血压。而且番茄是高钾低钠食物，还含有降压的重要物质——维生素 P，有利于预防高血压。

预防和辅助治疗高血压并发心血管疾病。番茄所含的维生素 C、番茄红素能降低血液中低密度脂蛋白胆固醇的含量，可预防和辅助治疗高血压并发心血管疾病。

这样吃才健康

1 番茄不宜空腹大量食用，因为番茄含大量胶质、柿胶酚等成分，易与胃酸发生化学反应，引起腹痛、腹胀等症状。

2 番茄中的维生素 C 具有抗氧化的作用，能加强维生素 E 的效果，与含有维生素 E 的鸡蛋一起食用，可以护肤、抗衰老、促进血液循环等。

降压这样吃

番茄炒蛋

材料 番茄200克，鸡蛋2个。

调料 盐2克，白糖3克，料酒10克。

做法

1. 将番茄洗净，切小块；鸡蛋洗净，将鸡蛋液打入碗中，顺同一方向搅散，加料酒备用。

2. 锅烧热，倒油烧至约七成热，倒入打散的蛋液，翻炒至蛋液凝固，炒碎盛入盘中。

3. 锅烧热，倒少许油，放入番茄块翻炒约2分钟，投入鸡蛋碎，使番茄与鸡蛋混合，再加入白糖、盐，炒匀即可。

番茄意大利面

材料 意大利面条100克，番茄丁、虾仁、黄瓜丁各50克。

调料 料酒10克，葱花5克，番茄酱20克，盐2克，胡椒粉少许。

做法

1. 意大利面条放入沸水锅中煮熟，捞出，过凉，沥干水分；虾仁挑去虾线，洗净。

2. 锅内倒植物油烧热，爆香葱花，将意大利面条放入翻炒，再加番茄丁、虾仁和黄瓜丁同炒，放入料酒、番茄酱、盐、胡椒粉炒匀即可。

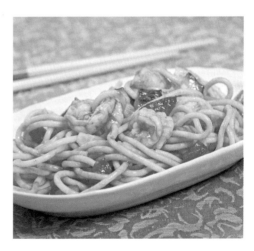

• 专家连线 •

快餐对高血压患者有什么危害？

　　爱吃快餐的人群患高血压的风险要高于其他人，这是因为快餐中含盐过多所致。经调查发现，快餐，如方便面、速冻食物含有相对较高的盐分。研究报告指出，为了让食物存放期长一点，生产商加入大量盐到快餐中，比如一包方便面大约含2.3克盐。长期吃盐过量会导致高血压、脑卒中、冠心病等心脑血管疾病。所以，高血压患者尽量不吃快餐食物，吃也要控制自己每天食用快餐的分量。

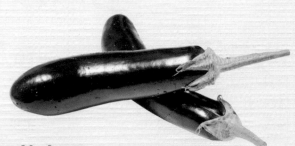

茄子

通过调节免疫功能调节血压

主要营养素 每100克含量	脂肪	蛋白质	碳水化合物
	0.1 克	1.0 克	5.4 克

营养功效

茄子含丰富的维生素 P，能增强毛细血管的弹性，减低毛细血管的脆性及渗透性，使血小板保持正常功能，有预防坏血病以及促进伤口愈合的功效；茄子还含有龙葵碱，能抑制消化系统肿瘤的增殖，对于预防胃癌有一定效果。

降血压关键营养成分

维生素 P ☑

对高血压和并发症的益处

增加微血管韧性和弹性，避免血管破裂。茄子富含维生素 P，能增加微血管韧性和弹性，减少血管阻力，保证血液流通顺畅，避免血管破裂，从而降低血压。

辅助预防冠心病、脑动脉硬化。茄子含的胆碱等物质对高血压患者预防冠心病、脑动脉硬化等心脑血管疾病十分有益。

这样吃才健康

1 茄子不宜削皮食用，因为茄子皮中含有维生素 P、铁等多种营养物质，而且去皮后烹调易氧化变黑。

2 猪肉、蛋类中的胆固醇含量较高；茄子的纤维中含有皂草苷，可以降低胆固醇。二者搭配，营养价值更高，可以降低胆固醇的吸收率。

3 苦瓜和茄子一起吃，会解除疲劳，清心明目，益气壮阳，延缓衰老，也是心血管患者的理想菜蔬。

降压这样吃

蒜蓉蒸茄子

材料 茄子400克，红柿子椒1个。

调料 蒜末、葱花各10克，盐2克。

做法

1. 茄子洗净，从中间剖开，切成大片，放入盘中，入蒸锅蒸熟；红柿子椒洗净，去子，切丁。

2. 锅内倒橄榄油烧热，加入蒜末、葱花、红柿子椒丁爆香，加入盐调味制成酱汁，淋到蒸熟的茄子上即可。

烹饪小帮手 茄子比较吸油，高血压患者炒食茄子时建议预先用盐腌渍半小时左右，然后用手挤出水分，可减少用油。

肉末烧茄子

材料 猪瘦肉100克，嫩茄子300克，青豆30克。

调料 葱花、姜末各5克，白糖5克，酱油、水淀粉各15克，盐2克。

做法

1. 猪瘦肉洗净，去净筋膜，切成肉末；嫩茄子洗净，去蒂，切滚刀块；青豆洗净。

2. 锅置火上，倒入植物油烧热，炒香葱花、姜末，倒入肉末煸熟，下入茄子块、青豆翻炒均匀，加入白糖，淋入酱油和适量清水烧至茄子熟透，放入盐调味，用水淀粉勾薄芡即可。

烹饪小帮手 用刀切开茄子后，茄肉表面容易氧化变黑，影响茄子的色泽。可将切好的茄块放入水中，用手洗几下，挤去黑水，再用清水略冲一下即可。

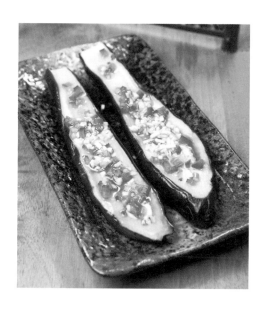

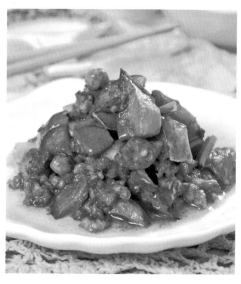

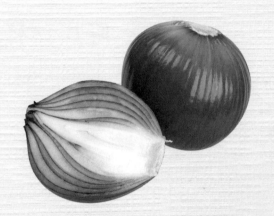

洋葱
减少外周血管阻力

主要营养素 每100克含量	脂肪	蛋白质	碳水化合物
	0.2克	1.1克	9.0克

营养功效

洋葱含有槲皮素，能促进胰岛素分泌，帮助细胞更好地利用葡萄糖，平稳血糖；洋葱所含的微量元素硒能清除体内的自由基，增强细胞的活力和代谢能力，具有防癌抗衰老的功效。

降血压关键营养成分

葱辣素 ☑ **可溶性膳食纤维** ☑

对高血压和并发症的益处

减少外周血管阻力，降低血液黏稠度。洋葱含的前列腺素A是较强的血管扩张剂，能减少外周血管阻力，降低血液黏稠度，还能抑制儿茶酚等升压物质的作用，从而使血压下降。

预防高血压并发糖尿病、血脂异常。洋葱含有降糖成分，所含挥发油有降低胆固醇的功效，对预防高血压并发糖尿病、血脂异常都有一定作用。

这样吃才健康

1 洋葱含有大量的挥发油物质，食用后易使人胀气，摄入要适量，腹胃胀气患者应忌吃洋葱。

2 洋葱适宜和肉类搭配食用，不仅能去除肉类的腥味，还能提高人体对肉类中维生素 B_1 的吸收利用率。

3 洋葱富含维生素 C，但易被氧化；鸡蛋中的维生素 E 可以有效防止维生素 C 的氧化。二者同食，可以提高人体对维生素 C 和维生素 E 的吸收。

降压这样吃

洋葱炒鸡蛋

材料 洋葱1个，鸡蛋2个。

调料 盐3克，五香粉少许。

做法

1. 洋葱去老皮和蒂，洗净，切丝；鸡蛋磕开，打散，搅匀。

2. 炒锅置火上，倒油烧热，倒入鸡蛋液炒成块，盛出。

3. 锅底留油，烧热，放入洋葱丝炒熟，倒入鸡蛋块翻匀，调入盐、五香粉即可。

凉拌洋葱丝

材料 洋葱200克，青、红柿子椒丝少许。

调料 柠檬汁10克，盐3克，白糖少许。

做法

1. 洋葱剥皮洗净，洋葱要逆纹路切成细丝。

2. 将洋葱丝加盐拌匀腌渍5分钟，沥干渗出的汁液，用清水冲洗一遍，再放冰水中浸泡2分钟。

3. 沥干冰水，加入白糖、柠檬汁，再加少许盐拌匀，点缀青、红柿子椒丝即可。

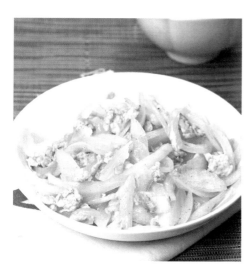

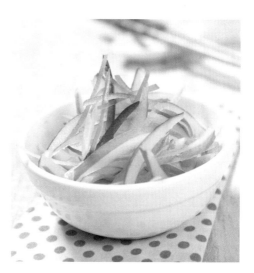

· 专家连线 ·

为什么高血压患者不宜饱餐？

饱餐一方面加重胃肠功能的负担，容易患消化不良，并且由于血液流往胃肠增多，也容易诱发脑供血不足，从而引起脑卒中的发生。另一方面，经常饱餐会引发肥胖，也容易导致过剩的脂肪沉积在血管中，引起动脉粥样硬化的形成。由于高血压本身就会引起动脉粥样硬化，如果加上肥胖会加速动脉硬化的进程，更容易发生脑卒中和冠心病等并发症。因此，高血压患者一定要适当控制饮食量，勿食过饱。

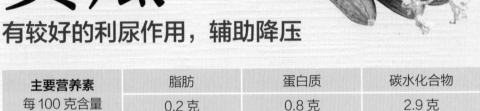

推荐用量 每日宜吃100克

黄瓜

有较好的利尿作用，辅助降压

主要营养素 每100克含量	脂肪	蛋白质	碳水化合物
	0.2克	0.8克	2.9克

营养功效

黄瓜含的葫芦素C具有提高人体免疫功能的作用；黄瓜含的丙氨酸、精氨酸和谷胺酰胺对肝脏患者，特别是对酒精性肝硬化患者有一定辅助治疗作用。

降血压关键营养成分

异槲皮苷 ☑

对高血压和并发症的益处

降低含钠量，辅助降低血压。黄瓜皮中所含的异槲皮苷有较好的利尿作用，使血管壁细胞含钠下降，可起到辅助降血压的功效。

有益糖尿病、血脂异常。黄瓜含丙醇二酸，可抑制糖类转化为脂肪，对防治高血压并发糖尿病、血脂异常有一定的积极意义。

这样吃才健康

1 烹调黄瓜时不要把黄瓜尾部全部丢掉，因为黄瓜尾部含有较多的苦味素，有抗癌的作用。

2 黄瓜适合搭配豆腐一起食用，营养互补，可起到清热利尿、解毒、消炎、养肺行津、润燥平胃等作用。

3 黄瓜富含膳食纤维，可促进肠道中腐败食物的排泄；蜂蜜具有良好的润肠作用，二者同食，可以消食通便。

降压这样吃

黄瓜炒肉片

材料 黄瓜 300 克，猪肉 200 克。

调料 葱段、姜丝、蒜片各 5 克，酱油、水淀粉各 5 克，盐 2 克。

做法

1. 猪肉洗净，沥水，切薄片，与酱油、盐和水淀粉拌匀上浆；黄瓜洗净，去蒂，切片待用。

2. 炒锅置火上，倒油烧至六成热，放入葱段、姜丝和蒜片炒香，放入肉片煸熟，加入黄瓜片炒熟即可。

金针菇拌黄瓜

材料 金针菇、黄瓜各 150 克。

调料 葱丝、蒜末各 5 克，醋 10 克，盐 2 克，香油 6 克。

做法

1. 金针菇去根，洗净，入沸水中焯透，捞出，沥干水分，凉凉，切段；黄瓜洗净，去蒂，切丝。

2. 取小碗，放入葱丝、蒜末、醋、盐和香油拌匀，对成调味汁。

3. 取盘，放入金针菇和黄瓜丝，淋入调味汁拌匀即可。

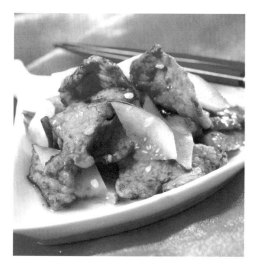
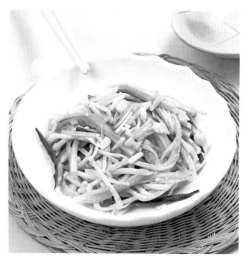

· 专家连线 ·

老年高血压患者应如何对待保健品？

　　夏天不少老年高血压患者都选择服用深海鱼油、卵磷脂等保健品，以辅助降压。这类保健品确实有辅助降压功能，但是保健品并不是药物，并没有治疗效果。许多服用保健品的老年人是高血压、糖尿病、冠心病等慢性病患者，每天需要服用治疗药物，有些保健品中含中药，而中药与西药不得同吃，否则药性相克会使疾病加重，比如高血压患者要吃降压药，就不得与人参、麻黄及含麻黄碱的中药同服。

南瓜

有较强的排钠功效

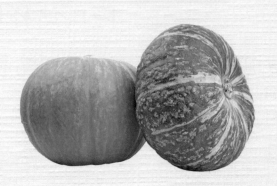

主要营养素 每 100 克含量	脂肪	蛋白质	碳水化合物
	0.1 克	0.7 克	5.3 克

营养功效

南瓜含的果胶具有很强的吸附性，能黏结和消除体内的有害物质，起到解毒的作用；南瓜含有丰富的钴，钴是人体胰岛细胞所必需的微量元素，对预防糖尿病、平稳血糖有特殊的疗效。

降血压关键营养成分

钾 ☑ 膳食纤维 ☑

对高血压和并发症的益处

能促进排钠，有效降低血压。 南瓜中含有丰富的钾离子，而且经加热后也不易流失，可以促进体内多余的钠排出，再配合膳食纤维的排钠作用，能有效降低血压。

预防和辅助治疗高血压并发糖尿病。 南瓜含有钴和果胶，有促进胰岛素分泌、调节血糖的作用，能够预防和辅助治疗高血压并发糖尿病。

这样吃才健康

1 南瓜含有相当于果肉 5 倍的胡萝卜素，所以在烹调的时候尽量要全部加以利用。

2 胡萝卜素含量丰富的南瓜和牛肉搭配，不仅能促进胡萝卜素的吸收和利用，而且可提高机体的抗病能力，有预防感冒、润肺益气等功效。

3 南瓜中的维生素 C 与虾中的蛋白质搭配，能促进胶原蛋白合成，有消除疲劳的作用。

降压这样吃

南瓜牛腩盅

材料 牛腩250克，南瓜1个（约500克）。

调料 盐3克，咖喱粉少许。

做法

1. 牛腩洗净，切小块，入沸水中氽透，捞出；南瓜洗净，切下顶端当盖子，用勺挖出瓜瓤，备用。

2. 锅置火上，倒入植物油烧至七成热，放入咖喱粉炒香，倒入牛肉块翻炒均匀，加入适量清水将牛腩炖至七成熟，用盐调味。

3. 将炖好的牛腩盛入去瓤的南瓜中，送入烧沸的蒸锅，中火蒸40分钟即可。

燕麦南瓜粥

材料 燕麦片30克，大米50克，小南瓜1个。

做法

1. 将南瓜洗净削皮去子，切成小块；大米洗净，用清水浸泡30分钟。

2. 锅置火上，将大米与清水一同放入锅中，大火煮沸后换小火煮20分钟。

3. 放入南瓜块，小火煮10分钟，再加入燕麦片，继续用小火煮10分钟即可。

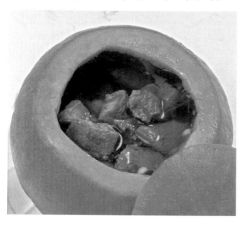

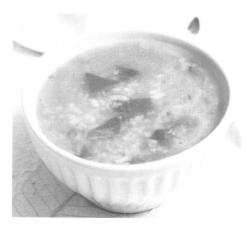

专家连线

高血压患者吃素好吗？

营养科专家指出，一味素食并不能让身体更健康，反而还会因为营养素的缺失而引发其他疾病，其中最常见的就是缺铁性贫血、骨质疏松、抑郁，甚至神经系统受损。高血压患者在以素食为主的膳食结构中适量增加动物性食物，可以使食物中的营养成分互补。如果坚持吃素，也要讲究科学搭配，例如要通过多吃大豆类食物补充优质蛋白质；还应多吃富含铁和维生素C的食物。

茭白

对抗钠所引起的升压作用

主要营养素 每 100 克含量	脂肪	蛋白质	碳水化合物
	0.2 克	1.2 克	5.9 克

营养功效

茭白所含膳食纤维能促进肠道蠕动，预防便秘及肠道疾病；茭白所含豆醇能清除体内的活性氧，抑制酪氨酸酶活性，从而阻止黑色素生成，还能软化皮肤表面的角质层，使皮肤润滑细腻。

降血压关键营养成分

钾 ☑ 膳食纤维 ☑

对高血压和并发症的益处

富含钾，有稳定血压的作用。 茭白富含钾，进入人体可以对抗钠所引起的升压和血管损伤。高血压患者，尤其是服用利尿药的患者常吃茭白有利于稳定血压。

这样吃才健康

1 茭白性凉，体质虚寒容易腹泻、肚子胀、头晕，以及手脚冰凉的人最好少吃。

2 茭白可以解热毒、除烦渴，配以补气益胃、理气化痰的蘑菇，可增进食欲，而且还有助消化、化痰宽中的功效。

降压这样吃

茭白炒肉片

材料 猪里脊肉 200 克，茭白 2 根。

调料 白糖、葱末、蒜末各 5 克，料酒、水淀粉各 10 克，酱油、盐各 3 克。

做法

1. 茭白去皮，洗净，切片；猪里脊肉洗净，切片，用酱油、料酒、水淀粉腌渍待用。

2. 炒锅置火上，倒油烧至七成热，倒入肉片滑熟，盛出待用。

3. 锅留底油，放入葱末、蒜末煸香，放入茭白片翻炒片刻，加入猪里脊肉片、盐、白糖翻炒入味即可。

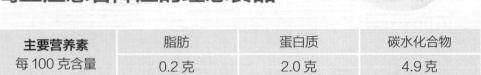

猴头菇

高血压患者降压的理想食品

主要营养素 每100克含量	脂肪	蛋白质	碳水化合物
	0.2克	2.0克	4.9克

营养功效

猴头菇中的氨基酸成分对溃疡愈合、胃黏膜上皮再生与修复起重要作用，还能抑制幽门螺旋杆菌的生长；猴头菇多糖促神经生长因子的合成，可以防智力衰退、神经衰弱和早衰。

降血压关键营养成分

不饱和脂肪酸 ☑

对高血压和并发症的益处

降低胆固醇。猴头菇所含的不饱和脂肪酸有利于血液循环，能降低血液中的胆固醇含量，是高血压、心血管疾病患者的理想食品。

这样吃才健康

1 猴头菇中嘌呤含量较高，会增加血液中的尿酸，加重嘌呤代谢紊乱，因此痛风患者要少食。

2 猴头菇可增加身体免疫力，鸡肉蛋白质含量较高，且易被人体吸收和利用，两者搭配，可滋补强身，适合体质虚弱者食用。

降压这样吃

猴头菇炖柴鸡

材料 鲜猴头菇100克，柴鸡500克。
调料 葱花5克，盐3克，花椒粉适量。
做法

1. 宰杀、收拾好的柴鸡洗净，斩成小块；猴头菇洗净，切块。
2. 炒锅倒入植物油烧至七成热，下葱花、花椒粉炒出香味，放入柴鸡翻炒变白，加猴头菇和适量水炖熟，最后加入盐调味即可。

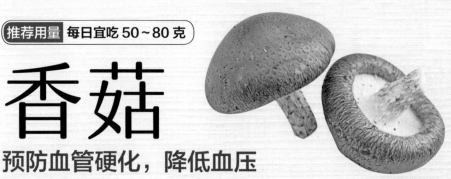

香菇

预防血管硬化，降低血压

主要营养素 每 100 克含量	脂肪	蛋白质	碳水化合物
	0.3 克	2.2 克	5.2 克

营养功效

香菇的多糖体能增强细胞免疫功能，且具有明显的抗癌活性，可以使因患肿瘤而降低的免疫功能得到恢复；香菇含有膳食纤维，可促进肠胃蠕动，保证大便通畅，防止便秘。

降血压关键营养成分

香菇嘌呤 ☑

对高血压和并发症的益处

促进胆固醇的分解和排泄，改善动脉硬化。香菇含的香菇嘌呤等核酸物质能促进胆固醇的分解和排泄，改善动脉硬化，并使血压降低。

对高血压患者防治并发心血管疾病有益。香菇可降低血内胆固醇，防止动脉硬化，是高血压患者防治并发心血管疾病的理想食物。

这样吃才健康

1 香菇不宜在水里浸泡时间过长，以免营养素流失，此外泡发香菇的水要尽量加以利用。

2 油菜富含膳食纤维和维生素，但缺乏蛋白质，而香菇蛋白质的含量不低，两者搭配食用，营养更全面，能满足人体对营养的需要。

3 木瓜含有木瓜蛋白酶和脂肪酶，对脂肪有缓慢的分解能力，并有健胃助消化的作用。香菇有补中益气、减脂降压以及提高免疫力的作用。二者同食有减脂降压功效。

降压这样吃

松仁香菇

材料 鲜香菇300克，松仁20克。

调料 甜面酱5克，盐2克，香油5克。

做法

1. 香菇浸泡，洗净，挤去水分，去蒂，待用。

2. 锅置火上，倒油烧至五成热，放入香菇过油，捞出沥油；锅留底油，放入松仁用小火煎黄，捞出沥油。

3. 锅留底油，倒入甜面酱煸炒片刻，放入香菇翻炒均匀，加适量清水改中火烧沸，放入松仁炒匀，收干汤汁，加盐调味，淋入香油即可。

香菇烧腐竹

材料 腐竹60克，鲜香菇200克，青豆50克。

调料 姜丝5克，水淀粉、料酒各10克，盐2克。

做法

1. 腐竹洗净，泡软，煮熟，切段；青豆洗净，煮熟；香菇洗净，切片，待用。

2. 锅内倒入适量清水烧热，下入腐竹、青豆、香菇，水沸后，沥干待用。

3. 锅内倒油烧热，下入姜丝煸香，加入料酒，下入腐竹、青豆、香菇炒熟，加盐调味，用水淀粉勾芡即可。

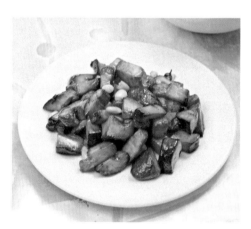

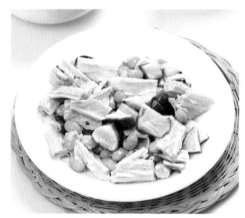

• 专家连线 •

高血压患者能吃肥肉吗？

肥肉含大量胆固醇，因而许多人将肥肉视为诱发高血压、冠心病、血脂异常、动脉硬化的祸首，把它当作"禁品"。其实，肥肉不仅能提供促进生长发育的营养素，而且还含有一种 α 脂蛋白，它可以预防血管疾病和高血压。只要烹调得法，少吃些肥肉对人体是有益的。肥肉经长时间和小火炖煮，饱和脂肪酸可以减少50%，每100克肥肉胆固醇含量可由220毫克降至102毫克。

金针菇

降低高血压患者发生脑卒中的概率

主要营养素 每100 克含量	脂肪	蛋白质	碳水化合物
	0.4 克	2.4 克	6.0 克

营养功效

金针菇中赖氨酸的含量明显高于其他蘑菇，对增加大脑营养，提高智商和智力，增强思维力、记忆力大有裨益；金针菇含有多糖体朴菇素，可以增强机体对癌细胞的抵抗能力，从而起到防癌抗癌的作用。

降血压关键营养成分

钾 ☑

对高血压和并发症的益处

可保护血管，防止动脉壁受损。 服用利尿药物的高血压患者，由于排尿量增多，会使钾的流失量增大，经常食用高钾低钠的金针菇可保护血管，防止动脉壁受损，降低高血压患者发生脑卒中的概率。

这样吃才健康

1 金针菇适合和鸡肉搭配食用，能够促进蛋白质的吸收和脂肪的消化，也可减轻肠胃负担，防治胃肠疾病。

2 金针菇与番茄都含有钾和维生素，有助于维持体内电解质的平衡，促进血液循环，对高血压患者有益。

降压这样吃

金针菇鸡丝

材料 鸡胸肉 250 克，金针菇 50 克，青柿子椒 20 克。

调料 葱丝、姜末各 5 克，料酒 10 克，淀粉 15 克，盐 2 克，香油少许。

做法

1. 鸡胸肉洗净，切丝，放入碗中，加入料酒、姜末、淀粉抓匀，腌 10 分钟；金针菇洗净，切除根部备用；青柿子椒洗净，切丝。

2. 锅内倒植物油烧热，放入鸡丝、金针菇炒熟，放入葱丝及青柿子椒丝炒熟，加盐调匀，淋上香油即可。

清炒金针菇

材料 金针菇 400 克，鸡蛋清 2 个，花生碎少许。

调料 蒜末、姜丝、葱末、香油 5 克，淀粉 10 克，盐 2 克，面粉 50 克，花椒少许。

做法

1. 鸡蛋清加入淀粉、面粉及适量清水调成面糊；金针菇去根，洗净，焯烫，捞出沥干待用。

2. 锅内倒植物油烧热，将金针菇挂蛋糊，然后下锅炒熟，捞出待用。

3. 锅留底油烧热，放入花椒、姜丝、蒜末煸香，然后倒入焯好的金针菇翻炒均匀，调入盐、香油调味，撒上花生碎及葱末即可。

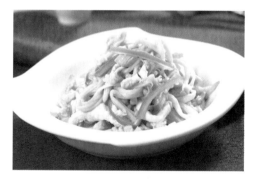

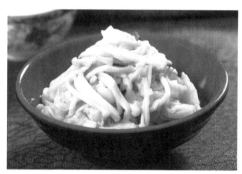

• 专家连线 •

肥胖的高血压患者应如何安排饮食？

肥胖的高血压患者在饮食方面除注意增加优质蛋白质和钾的摄入，减少脂肪和钠的摄入外，还需限制每日的总热量，减少进食动物性食物（尤其是脂肪）、糖类和淀粉类食物等高热量食物。还应逐步减少每日的进食量，根据体重减轻的速度可间接判断每日减食量是否合适，每日的减食量最多不能超过 250 克。一般以每星期减轻体重 500 克为宜，待体重减轻至正常范围时则每日的进食量相对固定，并长期坚持。

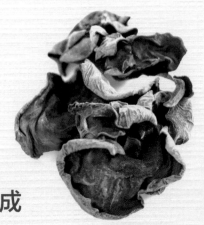

推荐用量 每日宜吃 50～70 克（水发）

木耳
防止动脉硬化和血栓的形成

主要营养素 每100克含量	脂肪	蛋白质	碳水化合物
	0.2克	1.5克	6.0克

营养功效

木耳富含胶质，经常食用可把残留在人体消化系统内的有害物质吸附后排出体外，起到清胃涤肠的作用；木耳所含的生物碱和植物素有助于化解结石。

降血压关键营养成分

多糖 ☑

对高血压和并发症的益处

所含多糖可抑制胆固醇的沉积。木耳中的多糖能抑制胆固醇在血管壁上的沉积，防止动脉硬化和血栓的形成，减轻血液对血管壁的压力，起到降低血压的作用。

这样吃才健康

1 木耳通肠润便，患有慢性腹泻的患者应慎食，否则会加重腹泻症状。

2 含铁的木耳和含铜的猪肝一起食用，能帮助铁转化成带氧的血红蛋白，增强补血效用，使皮肤健康红润。

3 木耳和鸡蛋都含有钙和磷，两者同食，会形成磷酸钙，能强健骨骼和牙齿，对骨折患者有较好的效果。

降压这样吃

爽口木耳

材料 水发木耳100克，黄瓜100克。

调料 盐2克，蒜汁、葱丝各5克，香油8克，醋10克。

做法

1. 水发木耳去蒂，洗净，撕小片备用；黄瓜洗净，切块。

2. 锅内放水煮沸，放入洗好的木耳余烫一下，捞出，冲凉，沥水。

3. 将木耳片、黄瓜块放入容器中，加入盐、香油、蒜汁、葱丝、醋拌匀即可。

烹饪小帮手 用少许醋或面粉轻轻搓洗水发木耳，能很快除去木耳表面的脏物。

鸡蛋木耳炒肉

材料 猪肉丝150克，鸡蛋2个，水发木耳100克。

调料 葱末、姜末各5克，盐2克，料酒10克。

做法

1. 鸡蛋洗净，磕入碗内，打散，加一部分盐搅拌；水发木耳去蒂，洗净，撕开；猪肉丝洗净，加料酒、剩余的盐抓匀，腌渍15分钟。

2. 炒锅内倒油烧热，倒入鸡蛋液炒熟，盛出。

3. 锅内倒油烧热，下葱末、姜末爆香，放入猪肉丝煸炒至断生，加入料酒略炒，再放入鸡蛋、木耳翻炒均匀即可。

烹饪小帮手 加入水发木耳后，要快速翻炒，不宜烹调过长时间。

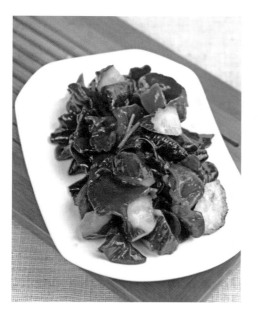

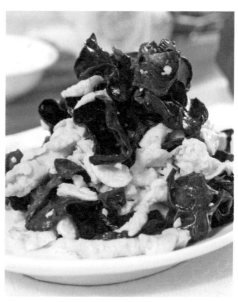

海带

防止血液黏性增大引起血压上升

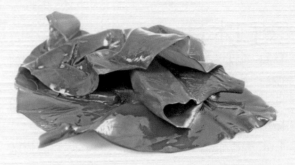

主要营养素 每100克含量	脂肪	蛋白质	碳水化合物
	0.1克	1.2克	2.1克

营养功效

海带含大量膳食纤维和胶质，能促进肠胃蠕动，清除体内的毒素，从而达到清肠排毒的作用；海带含铁，可以促进血红蛋白的再生，贫血及营养不良的人群常食海带，既有补血的作用又可增强身体免疫力。

降血压关键营养成分

岩藻多糖 ☑ 钾 ☑ 甘露醇 ☑

对高血压和并发症的益处

可防治血栓和因血液黏性增大而引起的血压上升。 海带中所含岩藻多糖能阻止红细胞凝结反应，可预防血栓和因血液黏性增大而引起的血压上升，还含能扩张外周血管的钾和有利尿、降压作用的甘露醇，对高血压患者十分有益。

对高血压并发冠心病、血脂异常的患者有益。 海带中的多糖类物质能降低血液中胆固醇和甘油三酯的含量，对高血压并发冠心病、血脂异常的患者很有益处。

这样吃才健康

1 干海带可能含有有毒金属——砷，因此，烹制前应先用清水漂洗，然后浸泡6小时以上（不可过长），并要勤换水。

2 海带适合搭配含维生素C丰富的生菜、柿子椒等新鲜蔬菜一起食用，能促进人体对铁的吸收利用，尤其适合贫血患者食用。

降压这样吃

肉末海带

材料 水发海带150克，猪肉100克。

调料 葱末、姜丝各5克，甜面酱5克，盐2克，料酒10克，清汤200克，花椒少许。

做法

1. 猪肉洗净，剁成肉末；水发海带洗净，切丝，待用。

2. 炒锅加适量清水，放入海带，加葱末、姜丝、料酒、花椒，盖严锅盖，小火将海带煮至熟烂，捞出待用。

3. 另起锅置火上，倒油烧至四成热，下入葱末、姜丝、猪肉末略炒，调入甜面酱、海带丝、盐、料酒、清汤炒匀炒熟即可。

烹饪小帮手 水发海带不宜浸泡过久，浸泡时间不要超过5分钟，在烹调前用水冲洗干净即可。

海带排骨汤

材料 猪排骨400克，水发海带150克。

调料 料酒、葱段、姜片各10克，盐2克，香油5克。

做法

1. 海带洗净，切菱形片，焯水；排骨洗净，横剁成段，焯水后捞出，用温水泡净。

2. 锅内加入适量清水，放入排骨、葱段、姜片、料酒，用大火烧沸，撇去浮沫，然后转用中火焖烧约1小时，倒入海带片，再用大火烧沸30分钟，加盐调味，淋入香油即可。

烹饪小帮手 炖海带排骨汤时，可加入几片洗净的橘子皮，能去除异味和油腻，使汤的味道更鲜美。

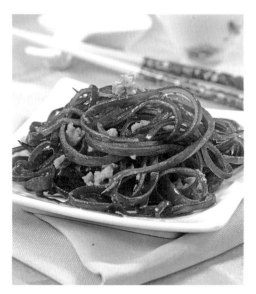

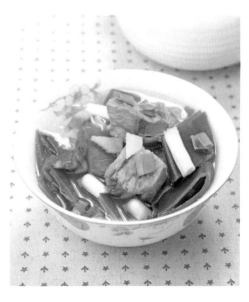

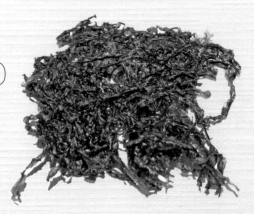

推荐用量 每日宜吃 5～15 克（水发）

紫菜
改善血管狭窄的情况

注：这里是 100 克干紫菜营养素含量。

主要营养素 每 100 克含量	脂肪	蛋白质	碳水化合物
	1.1 克	26.7 克	44.1 克

营养功效

紫菜所含的多糖可以明显增强细胞免疫和体液免疫功能，促进淋巴细胞转化，提高肌体的免疫力；紫菜中丰富的钙可以促进骨骼、牙齿的生长和保健，对增强记忆力、防止记忆衰退也有良好的作用。

降血压关键营养成分

藻朊酸钠 ☑ **锗** ☑

对高血压和并发症的益处

促进镉等有害物质排出，改善血管狭窄。 紫菜含的藻朊酸钠和锗，可促进镉等有害物质的排出，而且能改善血管狭窄的情况，改善血管的机能，有助于高血压的预防。

这样吃才健康

1 紫菜性凉，不宜多食，消化功能不好、体脾虚者少食，否则可能会导致腹泻。

2 紫菜适宜搭配豆腐食用，因为豆腐中的皂角苷会造成机体碘的缺乏，而紫菜含碘多，可诱发甲状腺肿大，二者同食，可使体内碘元素处于平衡状态。

降压这样吃

紫菜豆腐汤

材料 免洗紫菜5克，豆腐200克。

调料 酱油5克，香油4克，胡椒粉少许。

做法

1. 将紫菜撕碎；豆腐洗净，切块。
2. 沙锅中加适量水，煮沸放入豆腐块，待煮沸后放入紫菜再次煮沸，再放入酱油、胡椒粉拌匀，淋入香油即可。

虾仁紫菜汤面

材料 虾仁20克，鸡蛋1个，干紫菜10克，挂面100克。

调料 盐2克，葱花5克。

做法

1. 虾仁洗净，去虾线；紫菜撕碎，泡发；将鸡蛋打入碗内调匀。
2. 锅置火上，放油烧热，放入葱花煸出香味，向锅内倒入适量开水，将挂面下入锅中煮熟，放入虾仁，加盐，浇上鸡蛋液，蛋花浮起时，倒入装有紫菜的汤碗中即可。

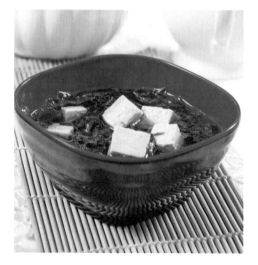

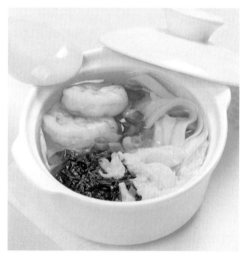

• 专家连线 •

高血压患者春季饮食应注意什么？

春季是自然界阳气上升的季节，很多早期高血压患者，或平时服用降压药血压比较稳定的人，很容易在春季出现血压波动。在饮食方面要做到以下几点：饮食要清淡，选择荠菜、芹菜、海带、绿豆等偏凉的食物，忌油腻、生冷及刺激性食物，也不宜进食羊肉、狗肉、辣椒、花椒、胡椒等辛热食物；应多吃红黄色和深绿色的蔬菜；饮食应尽量避免过咸，注意补充水分。

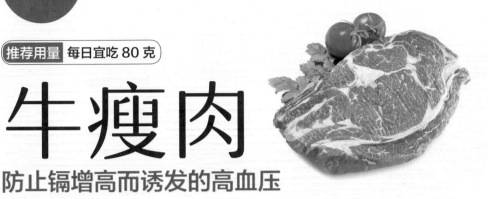

推荐用量 每日宜吃 80 克

牛瘦肉

防止镉增高而诱发的高血压

主要营养素 每 100 克含量	脂肪	蛋白质	碳水化合物
	2.3 克	20.2 克	1.2 克

营养功效

　　牛瘦肉富含锌，可协助人体吸收利用蛋白质和糖类，加速伤口愈合，特别适合生长发育及手术后、病后调养的人食用；牛瘦肉中含有易被人体吸收的铁，能有效预防缺铁性贫血。

降血压关键营养成分

优质蛋白质 ☑ **锌** ☑

对高血压和并发症的益处

　　有利于防止镉增高而诱发的高血压。牛瘦肉含丰富的优质蛋白质，适量摄入有利于降低高血压的发病率。牛瘦肉还富含锌元素，研究表明，饮食中增加锌含量，能防止体内镉增高而诱发的高血压。

这样吃才健康

1 牛瘦肉的肌肉纤维较粗糙且不易消化，老人、儿童及消化能力较弱的人不宜多吃，或适当吃些嫩牛肉。

2 牛瘦肉与土豆搭配食用，可利用牛瘦肉富含蛋白质的优势，弥补土豆蛋白质含量不高，而且土豆则提供了足够量的热量，不至于耗费牛瘦肉蛋白质用于供给热量。两者合理搭配，大大地提高了营养素利用率。

3 牛肉营养丰富，南瓜富含维生素 C 和葡萄糖，二者同食，可以健胃益气。

降压这样吃

黑椒牛柳

材料 牛里脊肉 200 克，洋葱、青柿子椒、红柿子椒各 1 个。

调料 黑胡椒粉 6 克，盐 2 克，蚝油、料酒各 5 克，淀粉 15 克。

做法

1. 将牛肉洗净，用刀背拍松，切成小厚片，加料酒、植物油和淀粉拌匀腌 30 分钟；洋葱去老皮，洗净后切片；青柿子椒、红柿子椒去蒂、子，洗净切片。

2. 锅烧热后倒入植物油，放入牛肉片翻炒到变色，放黑胡椒粉、蚝油继续翻炒均匀，再放入洋葱片、青柿子椒片和红柿子椒片，翻炒至牛肉熟透，蔬菜断生，加盐调味即可。

土豆牛肉汤

材料 土豆 150 克，牛腿肉 100 克。

调料 葱花、姜末、盐各适量。

做法

1. 土豆洗净，去皮，切块；牛腿肉去净筋膜，洗净，切块，放入沸水中焯去血水。

2. 锅置火上，倒入适量植物油，待油温烧至七成热，下葱花和姜末炒香，放入牛肉块煸熟。

3. 倒入土豆块翻炒均匀，淋入适量清水煮至土豆块熟透，用盐调味即可。

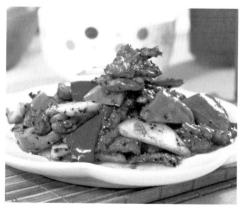

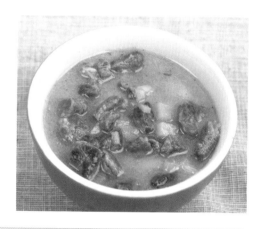

• 专家连线 •

高血压患者夏季饮食应注意什么？

夏季天气炎热，出汗量较多，人体在丢失大量水分后，全身的血容量会明显下降，血液的黏稠度会升高，这可能会增加高血压患者发生心肌梗死、脑卒中的风险。高血压患者在夏季不管是不是口渴，都要及时补充水分，养成每天早晨起床后、晚上睡前各喝一杯白开水的习惯，也可适当饮用菊花茶、枸杞茶等饮料。高血压患者夏季饮食还要注意少盐、少脂肪，多吃新鲜蔬菜水果和鱼类。

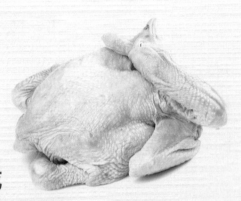

推荐用量 **每日宜吃 80~100 克**

鸡肉

减少血管紧张素 II 的生成

主要营养素 每100克含量	脂肪	蛋白质	碳水化合物
	4.5克	20.8克	0克

营养功效

　　鸡肉中含 B 族维生素较丰富，具有恢复体力、保护皮肤的作用，还对造血有很大帮助，有滋阴补血的功效；鸡肉蛋白质含量较高，且易被人体吸收和利用，有增强体力、强壮身体的作用。

降血压关键营养成分

胶原蛋白 ☑

对高血压和并发症的益处

　　富含胶原蛋白，舒张血管。鸡肉尤其是鸡爪和鸡腿中含丰富的胶原蛋白，有助于抑制血管紧张素转化酶活性，减少血管紧张素 II 的生成，可使血管舒张，血容量减少，血压下降。

这样吃才健康

1 为了避免摄入过多脂肪，建议煲汤前先去鸡皮，喝汤前先将汤面上的油撇去；因鸡汤中含较多嘌呤，痛风患者不建议喝此汤。

2 鸡肉和豌豆搭配食用营养会加倍，因为豌豆中 B 族维生素的含量较高，与鸡肉搭配，有利于人体对鸡肉中蛋白质的吸收。

3 鸡肉为造血疗虚食品，栗子重在健脾，栗子烧鸡不仅味道鲜美，造血功能更强，尤以老母鸡烧栗子效果更佳。

降压这样吃

宫保鸡丁

材料 鸡胸肉300克，炸花生米80克，葱丁、青柿子椒、红柿子椒各25克。

调料 蒜片、姜片各5克，盐2克，酱油、料酒、白糖、醋、水淀粉各适量，花椒粒少许。

做法

1. 鸡胸肉洗净，切丁，用盐、料酒、水淀粉拌匀，腌渍；青柿子椒、红柿子椒洗净，切小片；白糖、醋、酱油、水淀粉调成味汁待用。

2. 炒锅置火上，倒油烧至六成热，放入花椒粒、鸡丁炒匀，加入姜片、蒜片、葱丁、青柿子椒片、红柿子椒片及调味汁翻炒，起锅时倒入炸花生米拌匀即可。

鸡丝豌豆汤

材料 鸡胸肉200克，豌豆粒50克。

调料 盐2克，香油少许。

做法

1. 鸡胸肉洗净，入蒸锅蒸熟，取出来撕成丝，放入汤碗中。

2. 豌豆粒洗净，入沸水锅中焯熟，捞出，沥干水分，放入汤碗里。

3. 锅置火上，倒入水煮开，加盐调味，浇在已放好的鸡丝和豌豆的汤碗中，淋上香油即可。

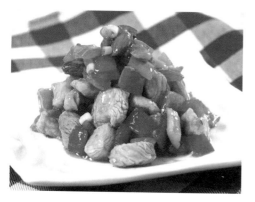

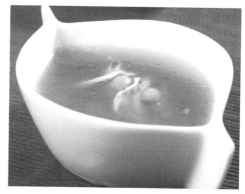

• 专家连线 •

高血压患者秋冬季饮食应注意什么？

　　秋季早晚温差较大，高血压患者容易出现血管痉挛、血压波动大。高血压患者秋冬季应以清补为主，注意保持合理的膳食结构，控制食量，少吃油腻。可适当多吃一些润燥的蔬菜水果，如冬瓜、萝卜、藕、洋葱、绿叶蔬菜、海带、猕猴桃、柚子、山楂、苹果、香蕉、梨、柑橘等。肉类则适当多吃水产品以及禽类，少吃猪肉、牛肉、羊肉等红肉。

鸭肉

缓解血压升高引起的头晕目眩等症状

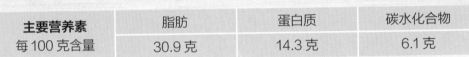

主要营养素 每100克含量	脂肪	蛋白质	碳水化合物
	30.9克	14.3克	6.1克

营养功效

鸭肉含磷质有强健骨骼，预防骨质疏松的作用；鸭肉含B族维生素和维生素E较其他肉类多，能有效抵抗脚气、神经炎和多种炎症，还能抗衰老。

降血压关键营养成分

钾 ☑

对高血压和并发症的益处

有效对抗钠的升压作用，维持血压的稳定。鸭肉中的钾能有效对抗钠的升压作用，维持血压的稳定。另外，中医认为，鸭肉有清热润燥的功效，能缓解血压升高引起的头晕目眩等症状。

这样吃才健康

1 不建议经常吃烟熏和烘烤的鸭肉，因为这两种烹调方式会使鸭肉产生一种苯并芘的致癌物质。

2 鸭肉既可补充人体水分，又有补阴效果，山药的补阴效果更强，两者搭配食用，不仅可以消除油腻，还能很好地滋阴补肺。

3 老鸭性凉无毒，有滋阴补血的功能；沙参性微寒，能够滋阴清肺，养胃生津；二者功能相似，同食可辅助治疗肺燥、干咳，有滋补功效。

降压这样吃

姜母老鸭煲

材料 老鸭1只，老姜200克，枸杞子 15克。

调料 盐2克，清汤1000克，当归、熟 地各6克，肉桂少许。

做法

1. 将老鸭洗净，斩成大块，沥干水分； 老姜刷洗干净，用刀背拍松；枸杞 子、肉桂、当归、熟地洗净待用。

2. 干锅烧热，放入鸭块翻炒，将鸭油炒 出后，盛出，将油控干净。

3. 锅内倒入清汤，放枸杞子、肉桂、当 归、熟地、鸭块、老姜，大火煮沸， 转小火慢煲2小时，加盐调味即可。

海带炖鸭汤

材料 鸭腿250克，苋菜100克，水发 海带丝25克。

调料 葱花、姜片各5克，盐2克，胡 椒粉少许。

做法

1. 鸭腿洗净，剁成块，焯水，入沸水中 余透，捞出；苋菜择洗干净，焯水， 切段；水发海带丝洗净，切成10厘 米左右的段。

2. 锅置火上，倒油烧至七成热，放入葱 花和姜片，倒入余好的鸭腿块和海带 丝翻炒均匀，加适量水煮至鸭肉熟 烂，放入苋菜煮2分钟，用盐和胡椒 粉调味即可。

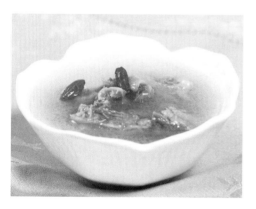
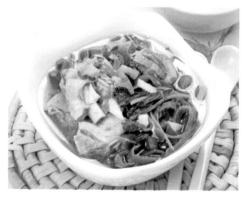

• 专家连线 •

哪些面包容易引发高血压？

　　英国一个健康研究机构最近发现，超市里常见的咸面包片含有较多的盐，容易引发高 血压。调查人员发现，在被检测的138种面包中，超过1/3的面包含盐量超过政府规定 的1.1克/100克的标准，其中含量最高的是全麦切片面包，含盐量达到1.5克/100克。 除了切片面包外，牛角面包、麦圈等也是"含盐大户"。因此，患有高血压的人群最好少 吃切片面包，选择无盐全麦面包、果仁面包等"低盐食品"。

鸡蛋

改善血液循环和血压状态

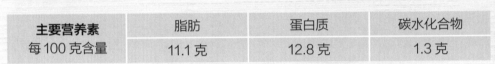

主要营养素 每100克含量	脂肪	蛋白质	碳水化合物
	11.1克	12.8克	1.3克

营养功效

鸡蛋中的优质蛋白质对肝脏组织损伤有修复作用；蛋黄中的卵磷脂可促进肝细胞的再生，还对神经系统和身体发育有很大的作用，常吃鸡蛋可以健脑益智，提高记忆力。

降血压关键营养成分

蛋白质 ☑

对高血压和并发症的益处

有效改善血液循环和血压状态。熟鸡蛋中的蛋白质可以被胃部和小肠中的酶催化转换，产生具有抑制血管紧张素转换酶活性能力的多肽，使其不能转换为血管紧张素Ⅱ，从而改善血液循环和血压状态。

这样吃才健康

鸡蛋营养丰富，却缺乏维生素C，因此适宜搭配维生素C含量丰富的柿子椒、番茄等一起食用，以获得更全面的营养。

降压这样吃

柿子椒豆豉炒蛋

材料 柿子椒200克，鸡蛋3个，豆豉10克。

调料 盐2克。

做法

1. 鸡蛋打散，加盐搅匀；柿子椒洗净，去蒂及子，切菱形片；豆豉剁碎，待用。

2. 锅置火上，倒油烧热，倒入鸡蛋液翻炒至熟，盛出。

3. 锅留底油烧热，倒入豆豉炒香，然后加入柿子椒炒至断生，加鸡蛋炒匀，加盐调味即可。

推荐用量 每日宜吃 10 克

虾皮

降压并防止脑血管意外的发生

主要营养素 每100克含量	脂肪	蛋白质	碳水化合物
	2.2 克	30.7 克	2.5 克

营养功效

虾皮含丰富的镁，镁对心脏活动具有重要的调节作用，能很好地保护心血管系统；虾皮钙含量十分丰富，可维护骨骼健康，防治骨质疏松症；虾皮还有镇定作用，可辅助治疗神经衰弱、自主神经功能紊乱等症。

降血压关键营养成分

钙 ☑ 镁 ☑

对高血压和并发症的益处

含钙丰富，使血压保持稳定。 现代药理研究证实，血压的高低与钙含量成负相关，机体缺钙会导致血压升高。因此，适当进补含钙量多的虾皮，可使血压保持稳定，并能防止脑血管意外的发生。

这样吃才健康

虾皮含盐量很高，吃之前可用水浸泡一下，尽量去掉盐分，以免摄入太多的盐，反而对血压造成不良影响。

降压这样吃

菠菜虾皮粥

材料 大米100克，虾皮10克，菠菜50克。

调料 香油5克。

做法

1. 将大米淘洗干净，浸泡30分钟；菠菜洗净，焯水，切段，待用。
2. 锅置火上，倒入适量清水，放入大米煮沸，以小火煮至软烂，放入虾皮，撒上菠菜段稍煮，淋上香油即可。

牡蛎

控制和阻断镉所致高血压病

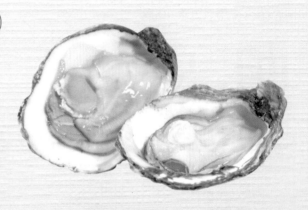

主要营养素 每100克含量	脂肪	蛋白质	碳水化合物
	2.1克	5.3克	8.2克

营养功效

牡蛎中的肝糖元在被人体吸收后能迅速转化为有效改善疲劳症状的物质；牡蛎中含丰富的牛磺酸，有明显的保肝利胆作用，预防孕期肝内胆汁淤积效果甚佳。

降血压关键营养成分

锌 ☑

对高血压和并发症的益处

增加含锌量，降低镉的危害。 食用牡蛎肉可增加机体的含锌量，改变机体的锌／镉比值，降低并减少镉对人体的危害，可有效地控制和阻断镉所致高血压，有利于缓解高血压临床症状。

防止高血压脑病及脑卒中。 牡蛎中的氨基乙磺酸有降低血胆固醇浓度的作用，可防止高血压脑病及脑卒中的发生。

这样吃才健康

1 牡蛎性寒，脾胃虚寒、遗精早泄、慢性腹泻者不宜多吃。

2 牡蛎中缺乏色氨酸、蛋氨酸，搭配蛋氨酸和色氨酸含量较高的食物，如小米、豆腐等，能更好发挥牡蛎的营养作用。

3 牡蛎中锌含量很高，有助于人体蛋白质和酶的生成；芹菜含有大量水溶性膳食纤维，会降低人体对锌的吸收能力。

降压这样吃

牡蛎煎蛋

材料 去壳牡蛎 50 克，鸡蛋 1 个。

调料 葱花 5 克，盐 2 克，花椒粉少许。

做法

1. 牡蛎洗净；鸡蛋洗净，磕入碗内，打散，放入牡蛎、花椒粉、盐，搅拌均匀。

2. 锅置火上，倒入适量植物油，待油温烧至六成热，淋入蛋液煎至两面呈金黄色，撒上葱花即可。

鲜虾牡蛎粥

材料 鲜虾 30 克，牡蛎 200 克，糯米 100 克，五花肉 50 克。

调料 盐 2 克，料酒 10 克，葱白末、香油各 5 克，胡椒粉少许。

做法

1. 将糯米淘洗干净，浸泡 4 小时；鲜牡蛎取肉漂洗干净剁碎；鲜虾取虾仁洗净；五花肉切成细丝备用。

2. 将糯米放入锅内用清水煮沸，待糯米粒开花时加入五花肉丝、牡蛎肉碎、虾仁、料酒、胡椒粉、葱白末，继续焖煮 10 分钟，加盐，淋上香油即可。

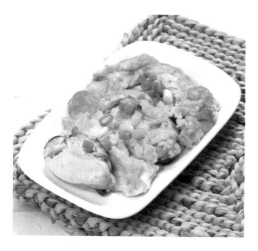

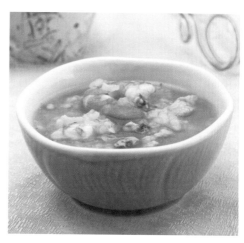

• **专家连线** •

高血压患者服药期间为什么不能吃葡萄柚？

　　葡萄柚含有一种生物活性成分——CYP-3A4，一则能与卡托普利、酒石酸美托洛尔或硝苯地平缓释片等在肠道内结合，促使药物迅速进入血液，使血药浓度迅速增高，等于加大了药量；二则还可影响肝脏解毒，干扰药物在体内进行正常代谢，增强药物的不良反应。因而，服用上述几类降压药时，如果同时吃葡萄柚，会发生多种不良反应，出现血压降低、头晕心慌、倦怠乏力等症状，甚至诱发心绞痛、心肌梗死或脑卒中。

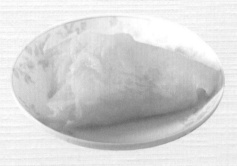

推荐用量 每日宜吃 40~50 克（水发）

海蜇

使体表血管及周身血管表现舒张

主要营养素 每100克含量	脂肪	蛋白质	碳水化合物
	0.3克	3.7克	3.8克

营养功效

海蜇具有润肠消积的功能，特别是从事理发、纺织、粮食加工等与尘埃接触较多的工作人员，常吃海蜇，可以去尘积、清肠胃；海蜇还有阻止伤口扩散和促进上皮形成的作用。

降血压关键营养成分

海蜇头原液 ☑

对高血压和并发症的益处

舒张血管，降低血压。海蜇头原液有类似乙酰胆碱的作用，可使体表血管及周身血管平滑肌细胞松弛、表现舒张，从而降低血压。

这样吃才健康

买来的海蜇常有泥沙，先用50%的浓盐水浸泡、搓洗以去除泥沙。

降压这样吃

老醋蜇头

材料 海蜇头250克，黄瓜50克，香菜段少许。

调料 醋15克，蒜末5克，白糖、酱油各5克，香油5克，盐2克。

做法

1. 海蜇头用清水浸泡，反复清洗去除细沙，切成抹刀片，放入沸水中焯烫，立即捞出，倒入凉开水中浸泡片刻，捞出，沥干；黄瓜洗净，去蒂，切细丝。

2. 将沥干水分的海蜇头片盛盘，放上切好的黄瓜丝、香菜段及醋、蒜末、白糖、酱油、香油和盐拌匀即可。

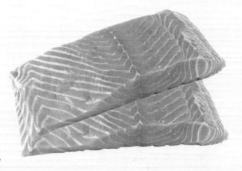

推荐用量 每日宜吃 60~80 克

三文鱼
有效降低血压、防止血栓

主要营养素 每100克含量	脂肪	蛋白质	碳水化合物
	7.8克	17.2克	0克

营养功效

三文鱼所含的 ω-3 脂肪酸是脑部、视网膜及神经系统必不可少的物质，有增强脑功能、预防阿尔茨海默症和视力减退的功效；三文鱼中含有一种强效抗氧化成分——虾青素，能有效抗击自由基，延缓皮肤衰老。

降血压关键营养成分

ω-3 脂肪酸 ☑

对高血压和并发症的益处

富含 ω-3 脂肪酸，有效降压。 在鱼类中，三文鱼含有较多的 ω-3 脂肪酸，可有效降低血压，防止血栓。高血压患者常吃三文鱼能起到辅助降压的作用。

这样吃才健康

三文鱼经解冻之后，细菌容易繁殖，最好吃新鲜的三文鱼。如果发现三文鱼的颜色变暗，肉质弹性下降，表面也不清爽，就不能生吃了。

降压这样吃

三文鱼蒸蛋羹

材料 三文鱼鱼肉50克，鸡蛋2个。
调料 酱油10克，葱末、香菜末各少许。
做法

1. 鸡蛋磕入碗中，加入50克冷水打散；三文鱼鱼肉洗净，切粒，倒入蛋液中，搅匀。
2. 将蛋液放入蒸锅隔水蒸至定型，取出，撒上葱末、香菜末，淋入鲜酱油即可。

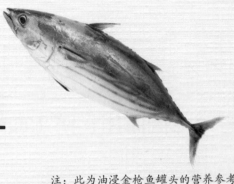

推荐用量 每日宜吃 50~100 克

金枪鱼
快速降低血压

注：此为油浸金枪鱼罐头的营养参考。

主要营养素 每100克含量	脂肪	蛋白质	碳水化合物
	9克	27.1克	0克

营养功效

金枪鱼鱼背含有大量的 EPA，前中腹部含丰富的 DHA，是很好的健脑食品，可增强智力，延缓记忆力衰退；金枪鱼含丰富的酪氨酸，能帮助产生大脑的神经递质，使人注意力集中，思维活跃。

降血压关键营养成分

金枪鱼肽 ☑ 钾 ☑

对高血压和并发症的益处

所含的金枪鱼肽、钾有降低血压的作用。从金枪鱼中提取的金枪鱼肽经动物实验证明，具有降低血压的功效；金枪鱼还含有钾，能抑制因钠过高而引起的血压上升。

这样吃才健康

1 肝硬化患者有出血倾向者不能吃金枪鱼，因为金枪鱼中含有大量甘碳五烯酸，其代谢产物之一是前列环素，能够抑制血小板聚集，使肝硬化患者更容易引起出血。

2 用拇指、食指压住鱼块，刀斜向切入，可切成较大断面，并防止鱼肉碎裂。金枪鱼可以与绿色蔬菜一起食用，味道更佳。

3 金枪鱼不易保存，应即买即吃。

4 烹调金枪鱼，尤其是做生鱼片时，可加入少许白兰地，既能去除鱼腥味，又能带出金枪鱼本身的鲜味。

降压这样吃

金枪鱼沙拉

材料 金枪鱼100克,紫叶生菜、花叶生菜各25克,柠檬1/4个,红柿子椒、黄柿子椒各1/2个。

调料 橄榄油50克,黑胡椒碎5克,盐3克。

做法

1. 将金枪鱼切成厚片,用柠檬汁、盐和黑胡椒腌渍10分钟;紫叶生菜、花叶生菜分别洗净沥干;红柿子椒、黄柿子椒去蒂及子,洗净切小块。

2. 将不粘锅置于火上,倒入少许橄榄油,将腌制好的金枪鱼煎至两面上色。

3. 将煎好的金枪鱼和洗好的生菜、红柿子椒、黄柿子椒装入盘中,用橄榄油拌匀,撒上盐、黑胡椒碎调味即可。

黑椒煎金枪鱼

材料 金枪鱼250克,鸡蛋清40克,柠檬15克。

调料 白胡椒粉5克,黑胡椒碎20克。

做法

1. 将金枪鱼洗净;将柠檬挤汁;用柠檬汁、白胡椒粉腌30分钟。

2. 锅置火上,倒入植物油烧热,把腌好的金枪鱼表面涂抹上蛋清,撒上黑胡椒碎,将四面煎至金黄色,切片,装盘即可。

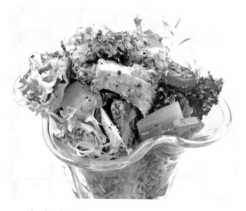

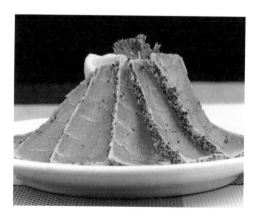

> **· 专家连线 ·**
>
> ### 高血压患者应如何进补?
>
> 中医认为,高血压患者大多有肝阴不足、肝阳上亢、肝风内动的表现,如需进补,重点应补阴,而一般补阳药如海狗,补气药如人参就不宜用。即便是有明显气虚表现的高血压患者要使用补气药,也只能采用药性平和的缓补药物,而且要在补阴的基础上补气补阳。高血压患者适当服用补阴药,如龟板、鳖甲、枸杞子等,不仅对降压有好处,还能缓解高血压患者头晕、目眩、耳鸣等症状。

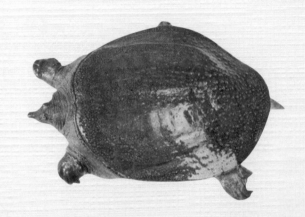

推荐用量 每日宜吃 30 克

甲鱼
保护和软化血管

主要营养素 每100克含量	脂肪	蛋白质	碳水化合物
	4.3 克	17.8 克	2.1 克

营养功效

甲鱼肉及其提取物能有助于预防和抑制肝癌、胃癌、急性淋巴性白血病，并用于辅助防治因放疗、化疗引起的虚弱、贫血、白细胞减少等；甲鱼富含多种美容成分，有护肤、亮肤作用，皮肤粗糙、长痘的女性常食甲鱼，美肤效果显著。

降血压关键营养成分

烟酸 ☑

对高血压和并发症的益处

保护和软化血管，降低血压。甲鱼中含丰富的烟酸，能升高高密度脂蛋白胆固醇，促进沉积在血管壁上的低密度脂蛋白胆固醇排出体外，保护和软化血管，从而降低血压。

这样吃才健康

1 甲鱼滋腻，久食败胃伤中，导致消化不良，故食欲不振、消化功能减退、孕妇或产后虚寒、脾胃虚弱腹泻者不建议食用；患有慢性肠炎、慢性痢疾、慢性腹泻便溏者不建议食用。

2 枸杞子和甲鱼都有滋补肝肾的功效，两者搭配食用，滋补效果更强，可以改善头晕气短、盗汗心惊、贫血等症状。

3 冬瓜和甲鱼一起吃，可以生津止渴、除湿利尿、散热解毒，多吃甲鱼还有助于减肥。

降压这样吃

枸杞甲鱼汤

材料 甲鱼1只，枸杞子15克。

调料 葱段、姜片各5克，料酒10克，盐2克，鸡汤400克，花椒少许。

做法

1. 将活甲鱼宰杀，沥净血水，去内脏，洗净，将净甲鱼放入沸水中烫3分钟，捞出，刮去裙边上黑膜，剁去爪和尾，去背板、背壳，切块。

2. 甲鱼肉块放入蒸盆中，加入枸杞子、盐、料酒、花椒、姜片、葱段、鸡汤，盖上背壳，入笼蒸1小时取出，趁热食用即可。

红烧甲鱼

材料 甲鱼1只（约500克）。

调料 葱花、姜片各5克，红辣椒2个，酱油、白糖各5克，盐2克。

做法

1. 甲鱼宰杀，放净血，去除内脏，刮掉黑皮，斩掉爪尖，洗净，入沸水中焯透，捞出，揭下龟壳，剁块，用水洗净浮沫。

2. 锅内倒入植物油烧至七成热，放葱花、姜片、红辣椒炒香，放入甲鱼块翻炒均匀；加酱油、白糖和适量清水烧至甲鱼熟透，待锅中留有少量汤汁并黏稠，用盐调味即可。

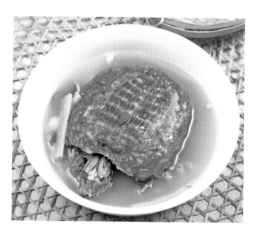 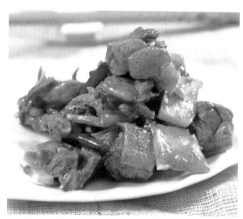

· 专家连线 ·

高血压患者怎么吃零食？

高血压患者吃零食应讲究适时和适量，吃零食时间安排在两正餐中间，特别是两正餐相隔时间超过6小时以上，更应增加一次零食。应选择富有营养，但热量、脂肪不太高的食物，可以在两餐之间吃一些含钾高的食物，如橙子、苹果、香蕉、哈密瓜、红薯、煮土豆等零食，也可以是1个鸡蛋加1小碗稀饭，或者1小碗肉丝面等。偶尔也可适量选择坚果类，如花生、瓜子、开心果、榛子、核桃等。

水果类

推荐用量 每日宜吃1~2个

猕猴桃

有效调节血压

主要营养素 每100克含量	脂肪	蛋白质	碳水化合物
	0.6克	0.8克	14.5克

营养功效

猕猴桃有清热利水、散瘀活血、抗炎消肿、增强免疫力、稳定情绪、解毒护肝、防癌抗癌、降低胆固醇等作用。

降血压关键营养成分

叶黄素 钾 ☑

对高血压和并发症的益处

所含叶黄素和钾均有降血压效果。猕猴桃富含抗氧化剂叶黄素，研究证实叶黄素具有降低血压的作用。此外，猕猴桃中的钾对于调节血压也有重要作用。

有益冠心病、动脉硬化。猕猴桃具有降低胆固醇的作用，适合高血压合并冠心病、动脉硬化患者食用。

这样吃才健康

1 猕猴桃性寒凉，脾胃功能较弱的人不应多吃。

2 猕猴桃宜和富含铁的食物一起食用，因为猕猴桃所富含的维生素C能促进食物中铁的吸收。

降压这样吃

蜂蜜果蔬沙拉

材料 猕猴桃1个，香蕉1根，小番茄60克。

调料 蜂蜜10克。

做法

1.猕猴桃、香蕉去皮，切小块；小番茄洗净，去蒂，一切两半。

2.取盘，放入切好的猕猴桃、小番茄、香蕉，淋上蜂蜜即可。

苹果

软化血管，降低血压

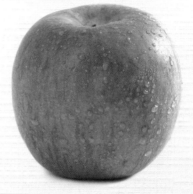

主要营养素 每100克含量	脂肪	蛋白质	碳水化合物
	0.2 克	0.2 克	13.5 克

营养功效

苹果含有的酸味成分能促进消化，膳食纤维可促进肠胃蠕动，协助人体排出体内的废物；苹果特有的果香味可缓解不良情绪，具有提神醒脑的功效；苹果还能防癌，预防铅中毒。

降血压关键营养成分

钾 ☑

对高血压和并发症的益处

促进身体排钠，软化血管壁、降低血压。苹果富含的钾可与人体内过剩的钠结合并使其排出体外，高血压患者常吃些苹果可以促进身体排钠，起到软化血管，降低血压的作用。

这样吃才健康

1 最好不要饭后马上吃苹果，不但影响消化，而且容易出现腹胀等不适感。

2 苹果宜与洋葱、茶叶等富含黄酮类化合物的食物一起食用，因为苹果同样富含黄酮类化合物，一起食用能有效减少心脏病的发病率。

降压这样吃

枸杞水果茶

材料 苹果、梨各 1 个，枸杞子 10 克。
调料 冰糖 10 克。
做法

1. 苹果、梨洗净，去蒂，除核，切块；枸杞子洗净。
2. 锅置火上，放入苹果块、梨块和没入锅中食材的清水，大火烧开后转小火煮 15 分钟，下入枸杞子煮 5 分钟，加冰糖煮至化开即可。

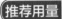 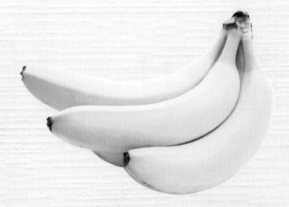

推荐用量 每日宜吃1~2根

香蕉
抵制钠离子升压

主要营养素 每100克含量	脂肪	蛋白质	碳水化合物
	0.2克	1.4克	22.0克

营养功效

香蕉中含有丰富的色氨酸，能给人带来愉快感，心情不好的时候可吃根香蕉来缓解；香蕉能缓和胃酸的刺激，增强胃壁的抗酸能力，能保护胃黏膜并改善胃溃疡；还能润肠通便，预防习惯性便秘。

降血压关键营养成分

钾 ☑

对高血压和并发症的益处

抵制钠离子升压及损坏血管。香蕉可提供较多能降低血压的钾离子，有抵制钠离子升压及损坏血管的作用。

这样吃才健康

1 香蕉属热带水果，适宜的储存温度是 11~18℃，所以不能放冰箱里保存。

2 香蕉钾含量高，患有急慢性肾炎、肾功能不全者应少吃。

3 香蕉宜和土豆搭配在一起食用，因为香蕉和土豆都含有较多的丁酸盐，能抑制大肠细菌的繁殖，能有效预防结肠癌。

4 牛奶中含有一定量的维生素 B_{12}，若与香蕉同食，可提高人体对维生素 B_{12} 的吸收率。

降压这样吃

香蕉燕麦粥

材料 香蕉1根，燕麦片100克，牛奶100克。

做法

1. 香蕉去皮，切小丁。
2. 锅置火上，倒入适量清水烧开，放入燕麦片，大火烧开后转小火煮至粥稠，凉至温热，淋入牛奶，放上香蕉丁即可。

烹饪小帮手 为使味道更佳，牛奶不宜在燕麦粥刚煮好时加入。

香蕉土豆泥

材料 香蕉1根，土豆1个。
调料 蜂蜜10克。

做法

1. 土豆洗净，蒸熟，去皮，捣成泥；香蕉去皮，取肉也碾成泥。
2. 取碗，放入土豆泥和香蕉泥搅拌均匀，加蜂蜜搅拌均匀即可。

烹饪小帮手 香蕉切小块后用不锈钢勺的勺背就能将其轻松地碾碎。

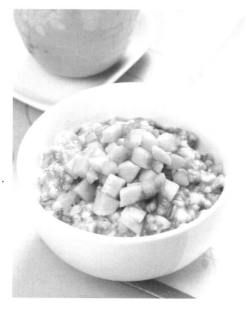

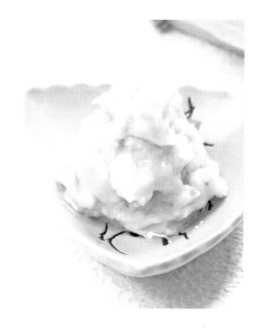

• 专家连线 •

高血压患者可以吃鸡蛋吗？

1个重50克的鸡蛋中含胆固醇340毫克。对胆固醇水平正常的高血压患者来说，每周吃3~4个鸡蛋不会有不良影响。

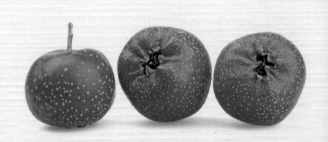

推荐用量 **每日宜吃 40 克**

山楂
利尿、扩张血管，辅助降血压

主要营养素 每100 克含量	脂肪	蛋白质	碳水化合物
	0.6 克	0.5 克	25.1 克

营养功效

山楂具有开胃消食、预防心血管疾病、提高免疫力和抗癌的功效，还可用于食积腹胀、肥胖、脂肪肝、胆囊炎、冠心病、便秘、妇女闭经或量少等病症的辅助调养。

降血压关键营养成分

山楂酸 ☑ 柠檬酸 ☑

对高血压和并发症的益处

利尿、扩张血管，辅助降低血压。山楂含有的山楂酸、柠檬酸能利尿、扩张血管，起到辅助降低血压的作用。

有助于缓解高血压并发血脂异常症状。山楂具有明显的降脂作用，对血胆固醇和甘油三酯的增高都有较好的疗效，有助于缓解高血压并发血脂异常的症状。

这样吃才健康

1 脾胃虚弱和有口腔问题者不宜食用山楂。

2 竹笋、南瓜、黄瓜中都含大量的维生素 C 分解酶，易将山楂中的维生素 C 分解破坏，因此这些蔬菜不宜与山楂同食。

3 山楂中含有鞣酸，易与海鲜食品中的蛋白质结合成鞣酸蛋白，不易消化，可能引起便秘、腹痛、恶心等。

降压这样吃

山楂消脂粥

材料 山楂 50 克，糯米 100 克。

调料 冰糖 10 克。

做法

1. 糯米淘洗干净，用清水浸泡 4 小时；山楂用清水浸泡 5 分钟，洗净，去蒂，除子，切小块。

2. 锅置火上，倒入适量清水烧开，下入糯米，大火烧开后转小火煮至米粒八成熟，加山楂煮至米粒熟烂的稠粥，加冰糖煮至化开即可。

烹饪小帮手 山楂用清水浸泡几分钟，更易于清洗掉表面的脏物。

山楂烧豆腐

材料 山楂 50 克，豆腐 300 克。

调料 葱花、姜末各 10 克，盐 2 克，水淀粉少许。

做法

1. 山楂用清水浸泡 5 分钟，洗净，去蒂，除子，切小块；豆腐洗净，切小块。

2. 锅置火上，倒油烧至七成热，炒香葱花、姜末，放入豆腐块翻炒均匀，加少量清水大火烧开，转小火烧 5 分钟，下入山楂略炒，加盐调味，用水淀粉勾芡即可。

烹饪小帮手 如果觉得山楂的味道较酸，可以加少许白糖调味。

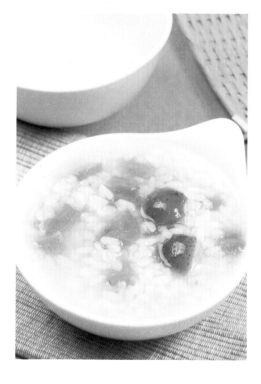

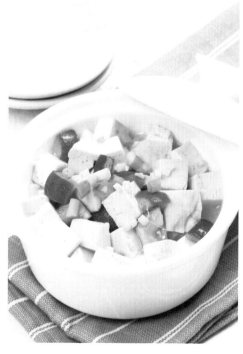

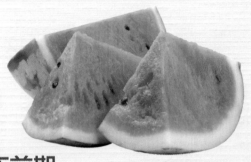

推荐用量 每日宜吃 150～200 克

西瓜

降低血压和预防高血压前期

主要营养素 每100克含量	脂肪	蛋白质	碳水化合物
	0.1克	0.6克	5.8克

营养功效

西瓜富含的水分具有清热解暑、除烦止渴的作用；西瓜具有利尿作用，有助于消除肾脏炎症，还有助于清除体内的代谢废物。

降血压关键营养成分

钾 ☑

对高血压和并发症的益处

利尿，辅助降压。西瓜能利尿，具有辅助降压的作用，常吃西瓜可降低血压和预防高血压前期。

这样吃才健康

1 不宜吃冰镇时间过久的西瓜，否则容易伤脾胃。

2 西瓜宜与绿豆搭配食用，因为西瓜和绿豆均具有清热解暑、生津止渴的作用，夏季食用解暑的效果更好。

降压这样吃

酸辣西瓜皮

材料 西瓜皮 250 克，胡萝卜 25 克。

调料 蒜末、香菜末各 10 克，酱油、醋各 5 克，盐、白糖各 3 克，辣椒油、香油各适量。

做法

1. 削去西瓜绿皮，片去红瓤，切成丝；胡萝卜洗净，切丝。

2. 取小碗，加酱油、盐、白糖、醋、辣椒油、蒜末、香油搅拌均匀，调成味汁。

3. 取盘，放入西瓜皮丝和胡萝卜丝，淋入调好的味汁拌匀，撒上香菜末即可。

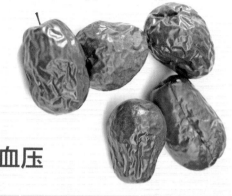

红枣

通过软化血管而降低血压

主要营养素 每100克含量	脂肪	蛋白质	碳水化合物
	0.5克	3.2克	67.8克

营养功效

红枣可增强人体免疫力，提高机体抗癌能力；有抗氧化、抗衰老的作用；可改善更年期潮热出汗、情绪不稳；对病后体虚的人有良好的滋补作用；还有抗过敏、宁心安神、益智健脑、增强食欲、保护肝脏、预防胆结石的功效。

降血压关键营养成分

芦丁 ☑

对高血压和并发症的益处

软化血管，降低血压。红枣含有的芦丁是一种通过软化血管而使血压降低的物质，能有效预防高血压。

这样吃才健康

1. 红枣一次不宜食用过多，否则易引起腹胀、吐酸水等不适。

2. 红枣宜与糯米搭配在一起食用，红枣和糯米均属于性温的食物，二者同食具有温中祛寒的功效，还可改善脾胃气虚。

降压这样吃

红枣花生汤

材料 鲜红枣50克，花生100克。
调料 红糖15克。

做法

1. 红枣洗净；花生挑净杂质，洗净，用清水浸泡2~3小时。

2. 锅置火上，放入红枣、花生和没过锅中食材的清水，大火烧开后转小火煮至花生米熟软，加红糖调味即可。

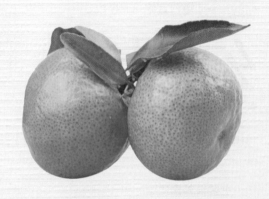

推荐用量 每日宜吃 1~2 个

橘子

富含维生素C、钾等降压营养素

主要营养素 每100 克含量	脂肪	蛋白质	碳水化合物
	0.2 克	0.7 克	11.9 克

营养功效

橘子含的酸味成分能促进胃液分泌、增进食欲，还能抑制乳酸的形成，改善疲劳。橘子含的膳食纤维能预防便秘和大肠癌，还能预防冠心病和动脉硬化，也能抑制黑色素沉积，使血管和皮肤更强健。

降血压关键营养成分

维生素 C ☑ 钾 ☑

对高血压和并发症的益处

富含维生素 C 和钾，有益降压。橘子中富含维生素 C 和钾等多种降压营养素，经常适量吃橘子或常喝纯橘子汁能起到降血压的作用。

有助于延缓高血压患者发生动脉硬化。食用橘子可以延缓胆固醇在血管中的沉积，有助于延缓动脉硬化的发生。

这样吃才健康

1 食用橘子时不宜撕去橘络，橘络能使血管保持正常的弹性，减少血管壁的脆性。

2 一次不宜吃太多橘子，会出现咽喉肿痛、牙龈肿痛等症状。

3 橘子宜与鸡蛋等富含维生素 B_2 的食物搭配在一起吃，因为橘子中的维生素 C 能促进人体对食物中维生素 B_2 的吸收。

降压这样吃

番茄橘子汁

材料 橘子 150 克，番茄 300 克。

做法

1. 橘子洗净，去皮，分瓣，除子，切块；番茄洗净，去蒂，切块。
2. 将橘子瓣和番茄块分别放入榨汁机中榨汁，然后将榨好的橘子汁和番茄汁倒入大杯中，混合均匀即可。

烹饪小帮手 这道果汁宜现榨现喝，放置时间长会损失营养。

橘瓣银耳羹

材料 橘子 100 克，银耳 15 克。
调料 冰糖 10 克，水淀粉少许。

做法

1. 银耳用清水泡发，择洗干净，撕成小朵；橘子洗净，去皮，分瓣。
2. 锅置火上，放入银耳和适量清水，大火烧开后转小火煮至汤汁略稠，加橘子瓣和冰糖煮至冰糖化开，用水淀粉勾薄芡即可。

烹饪小帮手 用水淀粉勾的芡要薄一些，这样入口更滑爽，勾得太厚，会黏糊糊的。

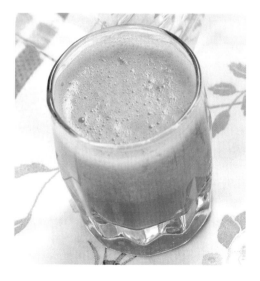

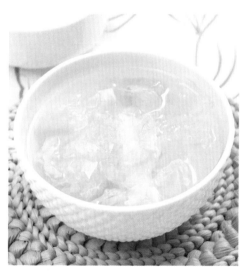

专家连线

为什么高血压患者要减少糖的摄入？

摄入过多的糖，会在体内产生热量，当其超过生理需要时，剩余部分就会转化为脂肪贮存在体内，导致身体发胖。此外，过多糖还会引起血液的酸碱失衡，破坏血液的正常偏碱状态，对高血压患者稳定病情不利。

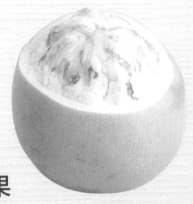

推荐用量 每日宜吃 50 克

柚子

高血压患者的最佳食疗水果

主要营养素 每100克含量	脂肪	蛋白质	碳水化合物
	0.2克	0.8克	9.5克

营养功效

柚子有增强体质的功效，能帮助人体更好地吸收钙和铁；柚子所含的叶酸，对怀孕的女性有预防贫血和预防胎儿畸形的功效；柚子含铬较多，铬是葡萄糖耐量因子的组成成分，可以辅助胰岛素发挥作用。此外，柚子还具有化痰、止咳、理气、止痛的功效。

降血压关键营养成分

钾 ☑

对高血压和并发症的益处

富含钾，有益于降压。柚子中含有高血压患者必须的矿物元素钾，是高血压患者最佳的食疗水果。

这样吃才健康

柚子含钾较高，血钾高的肾病患者在吃柚子时应小心，不要吃太多，必要时可咨询医生。

降压这样吃

柚子蜂蜜茶

材料 柚子 1 个，蜂蜜 50 克。
调料 冰糖 10 克，盐适量。
做法

1. 将柚子在 65℃的热水中浸泡 5 分钟左右，洗净擦干。
2. 用刀将最外面那层黄绿色的皮薄薄的刮下来，切成细丝，放点盐腌一下。
3. 将柚子的果肉剥出，去除核及薄皮，用勺子捣碎。
4. 将柚子皮、果肉和冰糖放入锅中，加一碗水同煮开，转为小火，不停搅拌，熬至黏稠、柚皮金黄透亮即可。
5. 待黏稠的柚子汤汁冷却，放入蜂蜜搅拌均匀，装入准备好的空瓶中，放冰箱冷藏一周左右，取适量用温水冲调即可饮用。

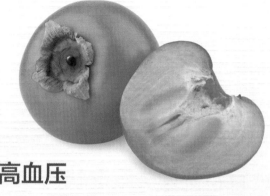

柿子

防止血管硬化，改善高血压

主要营养素 每 100 克含量	脂肪	蛋白质	碳水化合物
	0.1 克	0.4 克	18.5 克

营养功效

柿子可帮助身体排泄酒精，减少酒精对身体的伤害；柿子有助于肠胃消化，增进食欲，同时有涩肠止血的功效；还具有润肺生津的作用。

降血压关键营养成分

钾 ☑ 维生素 P ☑

对高血压和并发症的益处

富含钾、维生素 P，帮助降压。 柿子含钾量高，而且富含维生素 P，具有降低毛细血管通透性，防止毛细血管破裂、血管硬化等作用，可改善高血压。柿子叶也有较好的降血压功效，可预防高血压。

有益冠心病、心绞痛。 适量食用柿子，能增加冠状动脉血流量，改善心血管功能，有效预防冠心病、心绞痛等高血压并发症。

这样吃才健康

1 柿子性寒凉，脾胃虚寒者不建议过多食用。

2 柿子不宜与酸菜、黑枣、鹅肉、红薯大量共食，否则易起腹痛、呕吐、腹泻等症状。

降压这样吃

柿子牛奶汁

材料 柿子 2 个，鲜牛奶 200 克。

做法

柿子洗净，去柿子叶和子，连皮切碎，放入家用榨汁机中搅成糊状，用干净的纱布滤汁，倒入杯中，淋入牛奶搅拌均匀即可。

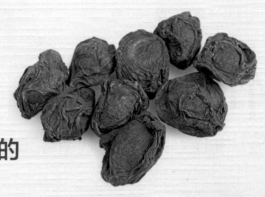

推荐用量 每日宜吃 5~10 克

乌梅

适宜有头晕失眠症状的高血压患者食用

主要营养素 每100克含量	脂肪	蛋白质	碳水化合物
	2.3克	6.8克	42.7克

营养功效

乌梅具有抗菌、生津止渴、敛肺止咳、涩肠止泻、安蛔止痛的功效，可用于口干渴、久咳、干咳、久泻久痢及蛔虫引起的胆绞痛等病症的调养。

降血压关键营养成分

柠檬酸 ☑ 苹果酸 ☑

对高血压和并发症的益处

降压、安眠、清热生津。乌梅含的柠檬酸、苹果酸具有降压、安眠、清热生津的功效，适宜有头晕失眠症状的高血压患者食用。

预防血脂异常。乌梅具有降血脂的功效，能帮助预防高血压合并血脂异常。

这样吃才健康

1 胃酸过多者不应食用乌梅，以免加重不适症状。

2 乌梅搭配红枣一起食用，具有和胃止呕的功效。

降压这样吃

山楂乌梅茶

材料 山楂 30 克，乌梅 15 克。

调料 冰糖 15 克。

做法

1. 山楂用清水浸泡 5 分钟，洗净，去蒂，切开，除子。

2. 沙锅置火上，放入山楂、乌梅和适量清水，大火烧开后转小火煮 30 分钟，加冰糖煮至化开。

烹饪小帮手 煮这道山楂乌梅茶不宜用铁锅煮，因为山楂含有果酸，会与铁发生化学反应，产生低铁化合物，食用后易产生腹痛、腹胀等不适感。

乌梅红枣银耳汤

材料 乌梅 20 克，红枣 100 克，水发银耳 50 克。

调料 冰糖适量。

做法

1. 将乌梅、红枣浸泡 30 分钟，洗去浮尘；水发银耳择洗干净待用。

2. 取净锅上火，放入清水、红枣、乌梅、银耳、冰糖用小火炖 40 分钟即可。

烹饪小帮手 煮这道乌梅红枣银耳汤时，一定要用小火慢炖，直到银耳软烂。

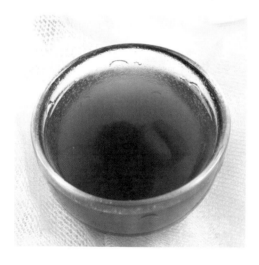 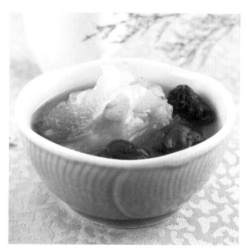

· 专家连线 ·

高血压患者可以吃汤圆吗？

无论是甜馅汤圆还是咸汤圆，都是以糯米粉为主材料，为求好吃润口会加入较多的糖及油脂，而且热量较高，四颗芝麻汤圆的热量相当于一碗米饭的热量。过量食用汤圆会对人体健康造成影响，使血糖失控，血脂升高，血黏度加重。因此，高血压患者最好少吃汤圆，如果非常想吃，可以吃少量汤圆，并扣除相应热量的主食。

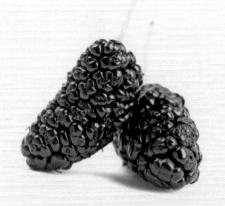

推荐用量 每日宜吃 30~50 克

桑葚

缓解高血压性头痛

主要营养素 每100克含量	脂肪	蛋白质	碳水化合物
	0.4克	1.7克	13.8克

营养功效

桑葚具有增强免疫力、补益肝肾的功效，可用于病后体弱、神经衰弱、失眠、须发早白、腰膝酸软无力、水肿、贫血等病症的调养。

降血压关键营养成分

维生素 C ☑ 钾 ☑

对高血压和并发症的益处

有效扩充人体血容量，缓解高血压。桑葚含有的维生素 C、钾，能有效扩充人体的血容量，缓解高血压，对高血压引发的头痛有一定的缓解作用。

预防动脉硬化的发生。桑葚具有预防动脉硬化的作用，能帮助高血压患者预防动脉硬化的发生。

这样吃才健康

1 桑葚性寒，大便稀软的脾虚者不建议食用。

2 桑葚宜与枸杞子搭配同食，因为桑葚和枸杞子均具有补益肝肾的作用，二者同食补益肝肾的效果更佳。

降压这样吃

桑葚枸杞饭

材料 桑葚50克，大米80克，枸杞子10克。

做法

1. 桑葚清洗干净，去蒂；大米淘洗干净，浸泡30分钟；枸杞子洗净。

2. 把桑葚、大米、枸杞一同倒入电饭锅中，倒入没过两个指腹的清水，盖上锅盖，蒸至电饭锅提示米饭蒸好即可。

桑葚牛骨汤

材料 牛骨500克，桑葚25克。

调料 姜片、料酒、葱段各10克，盐2克，白糖少许。

做法

1. 先将桑葚洗净，加料酒和白糖，上锅蒸一下备用；再将牛骨洗净，砸断。

2. 汤锅置火上，加入适量清水，放入牛骨，煮沸后撇去浮沫，加姜片、葱段，再煮至牛骨发白，捞出牛骨，加入桑葚继续煮，沸腾后再撇去浮沫，加盐调味即可。

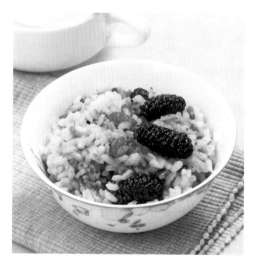
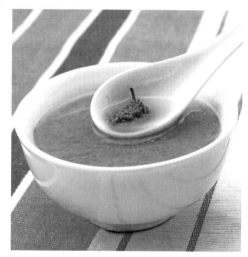

• 专家连线 •

少吃主食对高血压患者有什么好处？

低碳水化合物饮食具有明显的降血压作用。葡萄糖、蔗糖、淀粉等都属于碳水化合物，主要存在于主食中。经研究发现，与低脂饮食相比，低碳水化合物饮食的患者胰岛素和血糖指标改善得更明显，收缩压及舒张压下降得更明显，可大大降低高血压并发糖尿病的发病概率。不过，碳水化合物并非吃得越少越好，一天的摄入量不能少于150克。

玉米须

促进机体钠的排出

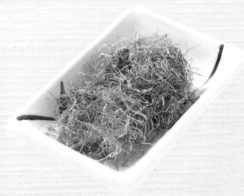

用法用量 内服：煎汤，15~30克；大剂量60~90克。
外用：适量，烧烟吸入。

营养功效

1. 玉米须能促进胆汁排泄，降低其黏度，减少胆色素含量，适用于无并发症的慢性胆囊炎、胆汁排出障碍的胆管炎患者。

2. 中医认为，玉米须甘平，能利水消肿、泄热，平肝利胆，还能抗过敏，对肾炎水肿、肝炎、高血压、糖尿病、乳腺炎等有一定的辅助治疗作用。

对高血压和并发症的益处

促进钠排出，控制血压。 玉米须有利尿作用，可增加氧化物排出量，可促进机体内钠的排出，减少细胞外液和血容量，有助于控制血压。

玉米须的作用不仅对肾病患者有利尿、消肿的作用，还能减少或消除尿蛋白、改善肾功能，辅助治疗肾炎引起的高血压。

这样吃才健康

玉米须性平和，无明显禁忌。

降压这样吃

玉米须排骨汤

材料 玉米须50克，猪排骨200克。
调料 葱段、姜片各5克，盐3克。
做法

1. 玉米须去杂质，洗净；排骨清洗干净，在水中浸10分钟左右，去血水，剁成小块备用。

2. 排骨放入沙锅内，倒入适量清水，放入葱段和姜片，大火烧沸，撇去血沫，放入玉米须，转小火煲2小时左右，煲熟后去掉葱段和姜片，加盐调味即可。

菊花

有效缓解头晕头痛、心烦失眠等症状

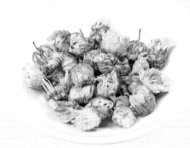

用法用量 内服：煎汤，10～15 克；或入丸、散；或泡茶。
外用：适量，煎水洗；或捣敷。

营养功效

1. 菊花有疏风、平肝的功效，对感冒、头痛有辅助治疗作用，还可用于治疗外感风热、目赤肿痛。

2. 菊花有良好的镇静作用，能使人肢体轻松、精神振奋，还能让人双目明亮，特别对肝火旺、用眼过度导致的双眼干涩有较好的疗效。

对高血压和并发症的益处

平肝明目，缓解头晕头痛等症。菊花具有疏风散热、平肝明目的功效，适用于肝火亢盛型、阴虚阳亢型及肝肾阴虚型高血压，有效缓解头晕头痛、心烦失眠等症状。

这样吃才健康

菊花性微寒，怕冷、手脚发凉、脾胃虚弱等虚寒体质者及容易腹泻者不宜经常饮用。

降压这样吃

菊花鱼片汤

材料 菊花 20 克，草鱼肉 200 克，冬菇 20 克，枸杞子少许。

调料 料酒、姜片、葱段各 10 克，盐 3 克，清汤 800 克。

做法

1. 菊花用清水浸泡，沥干水分；草鱼肉横放在砧板上，刀口斜入，切成 3 厘米见方的鱼片；冬菇泡发，去蒂，切片备用。

2. 锅置火上，加入清汤，投入姜片、葱段，加盖烧开后放入鱼片和冬菇，烹入料酒，待鱼片熟后，捞出冬菇、葱段、姜片，再放入菊花、枸杞子、盐调味即可。

141

荷叶

清热平肝，改善头痛眩晕症状

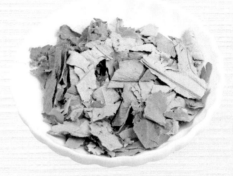

用法用量 内服：煎汤，6~10克（鲜品15~30克）；或入丸、散。
外用：适量，捣敷，研末掺或煎水洗。

营养功效

1. 荷叶中富含的黄酮类物质，是大多数氧自由基的清除剂，可以增加冠脉流量，对急性心肌缺血有保护作用。

2. 荷叶能明显降低血清中甘油三酯和胆固醇含量，具有调节血脂的保健作用。

对高血压和并发症的益处

荷叶碱可扩张血管，降低血压。 从荷叶中提取的生物碱——荷叶碱可扩张血管，降低血压。荷叶还有清热平肝的功效，能改善高血压引起的头痛眩晕症状。

这样吃才健康

身体虚的人、有消化道疾病（比如胃不好）的人不建议食用荷叶。

降压这样吃

莲子荷叶粥

材料 大米80克，鲜荷叶1张，新鲜莲子30克。

调料 白糖适量。

做法

1. 大米淘洗干净，浸泡30分钟；荷叶洗净撕碎，放入锅中，加入适量清水，熬煮成荷叶汤，留汤备用；莲子洗净，去心。

2. 大米放入锅中，倒入荷叶汤，大火煮沸，放入新鲜莲子改小火同煮至粥稠，加白糖调味即可。

决明子

明显降低血压

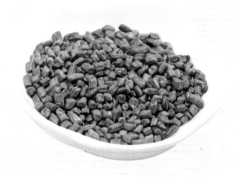

营养功效

1.决明子能提高人体乳酸脱氢酶的活力，且相应增加眼组织中三磷酸腺苷含量，从而达到预防近视及明目的作用。

2.决明子提取物能显著改善血脂异常者的血脂水平，调节脂质代谢紊乱，延缓动脉硬化的发生。

对高血压和并发症的益处

决明子提取物使收缩压、舒张压均明显降低。决明子的提取物可使自发遗传性高血压患者收缩压、舒张压均明显降低，尤其对于伴有烦躁、爱发火、头痛眩晕等情况的肝阳上亢型高血压患者，有明显的降压作用。

对高血压兼有便秘者有益。决明子含有大黄素、大黄酚等有机成分，有助于排除胃肠积滞，因此特别适合高血压兼有便秘者服用。

这样吃才健康

决明子有促进子宫收缩的作用，因此患有妊娠期高血压的孕妇千万不要用决明子来辅助降压。

降压这样吃

决明子烧茄子

材料 紫皮长茄子400克，决明子10克。
调料 酱油5克，盐2克。
做法

1. 将茄子去蒂洗净，切成丁。
2. 将决明子洗净置于沙锅中，加入适量清水煎煮约30分钟后，去药渣留汁液备用。
3. 炒锅置火上，加入植物油烧热，放入茄子丁翻炒3~5分钟，放入煎好的决明子药液、酱油炖至茄子熟烂，最后加盐调味即可。

杜仲

对血压有双向调节作用

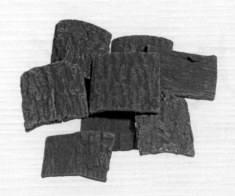

用法用量 内服：煎汤，6~15克；或浸酒；或入丸、散。

营养功效

1. 杜仲具有兴奋垂体——肾上腺皮质系统，有增强肾上腺皮质功能的作用，能够滋补肝肾，改善眩晕、腰膝酸痛、筋骨痿弱等肝肾亏虚症状。

2. 杜仲对细胞免疫具有双向调节作用，既能激活单核巨噬细胞系统和腹腔巨噬细胞系统的吞噬活性，增强机体的非特异免疫功能，又能对迟发型超敏反应起抑制作用。

对高血压和并发症的益处

对血压具有"双向调节"作用。杜仲含有降血压成分——木脂素类松脂醇二葡萄糖苷，并对血压具有"双向调节"作用；丁香脂二葡萄糖苷也有明显的降血压作用；杜仲皮中含有丰富的钙和硅，都能参与对心血管功能的调节。

益于心脑血管性疾病。杜仲含多种不饱和脂肪酸，能帮助高血压患者预防并发心肌梗死和脑梗死等众多心脑血管疾病。

这样吃才健康

杜仲具有滋补肾阳的功效，因此证见咽干口燥、心烦易怒的阴虚火旺者不建议服用。

降压这样吃

杜仲核桃猪腰汤

材料 猪腰1对，杜仲、核桃仁各30克。
调料 香油5克，盐3克，胡椒粉少许。
做法

1. 猪腰洗净，从中间剖开，去掉脂膜，切成片。
2. 将猪腰片和杜仲、核桃仁一起放入沙锅中，加入适量水，大火烧沸，转小火炖煮至熟，用胡椒粉、盐、香油调味即可。

黄芪

适合气血两虚引起的高血压患者服用

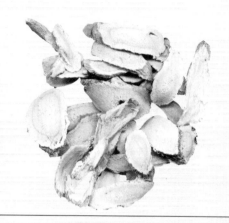

用法用量 内服：煲汤、炖肉、泡水，每次9~30克。

营养功效

1. 黄芪中的黄芪苷和多糖有显著的保肝功效，能使转氨酶显著降低，肝细胞病变显著减轻。

2. 黄芪有显著的心肌保护作用，可通过多种途径增强心肌细胞对损伤性刺激的耐受力，使溢出的乳酸脱氢酶明显减少，心肌细胞功能维持在大致正常水平。

对高血压和并发症的益处

双向调节血压。 黄芪中的 γ-氨基丁酸及黄芪甲苷具有双向调节血压的作用，临床用量小时可升血压，用量大则降血压，有利于使血压稳定在正常水平，最适合气血两虚引发的高血压患者。

这样吃才健康

黄芪是温补药物，补气升阳，易于助火，又能止汗，所以凡有感冒发热、胸闷等症者，不建议服用。

降压这样吃

黄芪蒸乳鸽

材料 乳鸽2只，黄芪10克，枸杞子5克，口蘑30克，鸡蛋清1个。

调料 盐3克，葱末、姜末各5克，料酒、水淀粉各10克，香油少许。

做法

1. 将黄芪切成薄斜长片；枸杞子洗净；口蘑用清水洗净，切块；将乳鸽宰杀放血，用热水烫一下，去五脏，剁去头，切成块，在温水中泡去血沫，捞出控干水分。

2. 把鸽子肉块和口蘑用鸡蛋清、水淀粉、盐、香油、葱末、姜末和料酒拌匀，盛入碗内，枸杞子码放在碗底及碗的四周，黄芪片放在鸽子肉上，上笼蒸熟即可。

天麻

对血管平滑肌有解痉作用

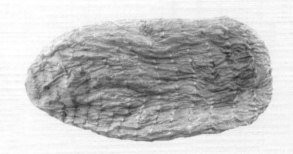

用法用量 内服：煎汤，8~15克；或入丸、散。

营养功效

1. 天麻对人的大脑神经系统有明显的保护和调节作用，能增强视神经的分辨能力，具有明目、益智的功效。

2. 天麻含有多种微量元素，可补充体内代谢物质，增强机体免疫功能，延缓衰老。

对高血压和并发症的益处

降低血管阻力。天麻具有轻度降血压作用，对血管平滑肌有解痉作用，可以使躯体血管、脑血管和冠脉血管的阻力降低和血流量增加，可显著改善血管顺应性下降所致的老年高血压症状。

这样吃才健康

血虚引起的津液衰少者，眩晕或头痛、舌干口燥、咽干、大便干结的人群，均应慎重服用天麻。

降压这样吃

天麻鱼片

材料 青鱼300克，水发木耳100克，天麻15克，鸡蛋清1个。

调料 料酒15克，盐3克，葱花、姜末、淀粉各5克，香油少许，水淀粉适量。

做法

1. 将天麻洗净，放入锅中，加少许清水，隔水蒸半小时，取出后切成薄片，备用；把洗净的鱼切掉头尾，去掉骨头和鱼皮，用斜刀切成薄片，加料酒、盐、鸡蛋清、淀粉拌匀。

2. 锅内倒入植物油，烧至三成热，放入鱼片滑炒，稍一变色即出锅备用。

3. 炒锅里放少许油，投入葱花、姜末煸香，再放入黑木耳煸炒一下，加适量清水、料酒、盐，炒匀烧沸，放鱼片和天麻略煮，再加水淀粉勾芡，淋香油即可。

丹参

扩张外周血管，改善微循环

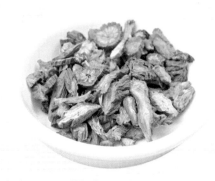

> **用法用量** 内服：煎汤，浸酒，泡茶，5~15克，大剂量可用至30克。

营养功效

1. 丹参可明显降低急性心肌缺血患者血浆及心肌中丙二醛含量，提高超氧化物歧化酶活力，减轻心肌损伤。

2. 丹参能促进肝、骨、皮肤等多种组织的修复与再生，其中促进肝组织的修复与再生的作用尤其显著。

对高血压和并发症的益处

扩张外周血管，降低血压。丹参含有丹参酮、隐丹参酮、原儿茶醛、原儿茶酸、丹参素等成分，能扩张外周血管，改善微循环，降低血压，适用于淤血阻络型、气血不足引发的高血压，能减轻头晕头痛等症状。

防治高血压并发冠心病引起的心绞痛。丹参能扩张冠状动脉，增加冠状动脉血流量，预防高血压并发冠心病。

这样吃才健康

丹参有抑制血小板凝集的功效，不能和阿司匹林、华法林等抗凝血药物同时服用，否则容易导致出血。

降压这样吃

丹参海蜇煲

材料 海蜇皮500克，丹参15克。

调料 料酒10克，盐3克，姜片5克，葱段10克，香油5克。

做法

1. 海蜇用盐水浸泡30分钟，捞出沥干，切4厘米长的段；丹参洗净润透，切薄片。

2. 将丹参、姜片、葱段、料酒放入炖锅内，加适量清水，置大火上烧沸，用小火煲20分钟，加入海蜇煮熟加盐、香油即可。

葛根

改善高血压引起的头痛、头晕、耳鸣等症状

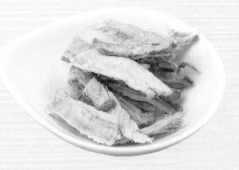

用法用量 内服：煎汤，10~15克；或捣汁。
外用：适量，捣敷。

营养功效

1.葛根富含黄酮类化合物，能有效地清除自由基，抑制红细胞膜，以及肝、脾、脑组织的氧化损伤，提高机体的免疫功能。

2.葛根中的有效成分大豆苷元、大豆苷、葛雌素等对激素依赖性肿瘤，如乳腺癌、子宫癌、卵巢癌、结肠癌、前列腺癌的细胞增殖具有抑制作用。

对高血压和并发症的益处

葛根素改善头痛、头晕等高血压症状。葛根所含的葛根素可使明显增高的血浆内皮素水平较快恢复正常，显著降低血栓素B_2的浓度，对高血压引起的头痛、头晕、项背强痛和耳鸣等症有明显疗效。

对高血压并发冠心病有益。葛根总黄酮等能使心率减慢，总外周阻力减少，从而使心肌耗氧量降低，提高心肌工作效率，适用于高血压并发冠心病者。

这样吃才健康

葛根性凉，孕妇与脾胃虚寒者不建议服用，女性经期也应禁用。

降压这样吃

葛根鲫鱼汤

材料 鲫鱼200克，葛根50克。
调料 姜片、料酒各10克，盐2克。
做法

1.鲫鱼去鳞、鳃和内脏，洗净，用料酒、姜片腌渍30分钟；葛根去皮，切成厚块。

2.锅置火上，倒入植物油烧热，放入鲫鱼煎至两面色黄，加适量清水，大火煮沸后放入葛根块，用中火熬煮45分钟，加盐调味即可。

夏枯草

产生显著持久的降压作用

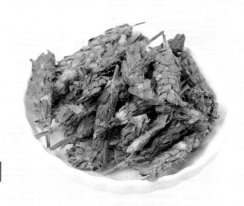

营养功效

1. 夏枯草有明显的抗炎作用，对痢疾杆菌、伤寒杆菌、霍乱弧菌、大肠杆菌、变形杆菌、绿脓杆菌和葡萄球菌、链球菌有抑制作用。

2. 现代药理学研究表明夏枯草具有一定的抗肿瘤作用，而且可促进胸膜纤维化反应。

对高血压和并发症的益处

舒张血管。 夏枯草提取物对去甲肾上腺素引起的血管收缩有对抗作用，可舒张血管，产生显著持久的降压作用。

这样吃才健康

夏枯草属于寒凉之物，脾胃虚弱的人或患风湿的人喝了会出现不良反应，容易造成腹泻，甚至加重病情，因此尽量不要服用。

降压这样吃

夏枯草炒肉丝

材料 夏枯草30克，猪肉150克。

调料 料酒10克，盐2克，葱花、姜末、酱油各5克。

做法

1. 将夏枯草去杂洗净，入沸水锅焯一下，捞出洗净，挤干水分待用；猪肉洗净，切丝。

2. 锅置火上，倒入植物油烧热，入肉丝煸炒，加入酱油、葱花、姜末煸炒，加入料酒、少量水，炒至肉熟，投入夏枯草、盐炒入味即可。

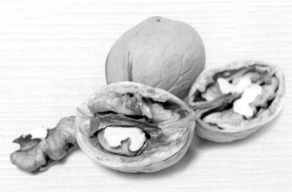

推荐用量 每日宜吃 20 克

核桃

抑制心理压力造成的血压升高

主要营养素 每100克含量	脂肪	蛋白质	碳水化合物
	58.8 克	14.9 克	19.1 克

营养功效

核桃中的磷脂对脑神经有良好保健作用，可以滋养脑细胞，增强脑功能；核桃含有大量维生素 E，经常食用可以令皮肤滋润光滑，富于弹性，也可以促进头发的生长。

降血压关键营养成分

ω-3 脂肪酸 ☑

对高血压和并发症的益处

缓解心理压力造成的血压升高。核桃含 ω-3 脂肪酸，有助于应对心理压力，使平均舒张压明显下降，对心理压力造成的血压升高有缓解作用。

这样吃才健康

1 核桃仁不宜多食，因为含有较多油脂，多食会影响消化，容易导致腹泻。

2 吃禽肉、畜肉时，可搭配适量核桃同时食用，因为核桃可减少高脂肪对动脉血管的损害，保持动脉的柔软与活力，防止动脉硬化。

3 芹菜富含膳食纤维和维生素，核桃富含植物蛋白质和油脂，二者的营养成分可以相互补充，使人体获得更全面的营养，还有明目养血的作用。

降压这样吃

松仁核桃紫米粥

材料 紫米 100 克，松仁 15 克，核桃仁 50 克。

调料 冰糖 10 克。

做法

1. 紫米淘洗干净，用水浸泡约 3 小时；核桃仁洗净掰碎。

2. 锅置火上，放入清水与紫米，大火煮沸后改小火煮至粥稠，加入核桃仁碎、松仁与冰糖，小火熬煮约 20 分钟至材料熟烂，冰糖化开即可。

核桃鸡丁

材料 鸡胸肉 200 克，核桃仁 30 克，西蓝花 100 克。

调料 料酒 10 克，盐 2 克。

做法

1. 鸡胸肉去皮，洗净，切丁，加料酒、盐，拌匀后腌 15 分钟左右；核桃仁烤热，放凉待用；西蓝花洗净，切小朵，用开水焯烫备用。

2. 炒锅置火上，倒入植物油烧热，下腌渍后的鸡胸肉丁炒至变色，放入核桃仁、西蓝花、枸杞子炒匀即可。

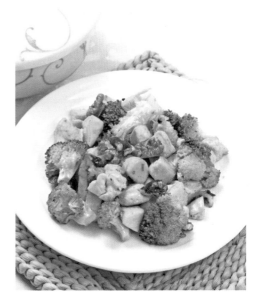

• 专家连线 •

高血压患者进食粗粮有什么益处？

　　高血压患者多伴有血脂、血糖和血黏度增高。最新的研究表明，多吃粗粮、杂粮可以降低血压、血脂、血糖和血黏度增高水平。而且吃糙米、玉米等粗粮、杂粮，可以改善和提高锌镉的比值，阻止动脉硬化，减少镉在体内积聚，有益于高血压的预防。

大葱

防止血压升高所致的头晕

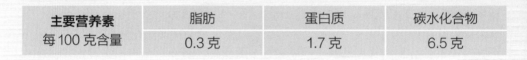

主要营养素 每100克含量	脂肪	蛋白质	碳水化合物
	0.3 克	1.7 克	6.5 克

营养功效

大葱含有挥发油和辣素，可以刺激消化液的分泌，增进食欲；大葱含辣素，具有明显的抵抗细菌、病毒的作用，尤其对痢疾杆菌和皮肤真菌抑制作用更强。

降血压关键营养成分

前列腺素 A ☑ 钾 ☑ 钙 ☑

对高血压和并发症的益处

有助于防止血压升高所致的头晕。大葱含前列腺素 A，有舒张小血管，促进血液循环的作用，有助于防止血压升高所致的头晕；大葱含钾和钙，对降压也有一定的帮助。

这样吃才健康

1 多食大葱对肠胃有刺激作用，患有胃肠道疾病，特别是溃疡者应严格控制食用量。

2 大葱含有烯丙基硫醚，与维生素 B_1 含量较多的肉类一起食用时，可提高维生素 B_1 在体内的吸收效果，还能去除肉腥味。

降压这样吃

葱爆羊肉

材料 羊腿肉 300 克，大葱 100 克。

调料 姜丝、蒜片各 5 克，酱油、料酒各 10 克，盐 3 克，花椒粉、香油各少许。

做法

1. 羊肉洗净，切片，加酱油、料酒、盐、花椒粉拌匀；大葱洗净，切段待用。
2. 炒锅置火上，倒植物油烧热，放入姜丝、蒜片煸炒，放入羊肉片，大火爆炒，待羊肉变色，放入葱段炒至肉熟，淋香油即可。

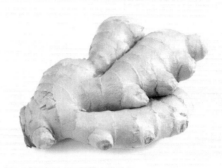

推荐用量 每日宜吃 10 克

生姜

减少胆固醇的生成，促进血液循环

主要营养素 每 100 克含量	脂肪	蛋白质	碳水化合物
	0.6 克	1.3 克	10.3 克

营养功效

生姜的挥发油能增强胃液的分泌和肠壁的蠕动，能提高食欲，而且刺激味觉，增强消化吸收功能；生姜挥发油含姜酚，能抑制前列腺分泌过多，减少胆汁中黏蛋白的含量，从而起到抑制胆石症发生的作用。

降血压关键营养成分

姜酚 ☑ **姜烯酚** ☑

对高血压和并发症的益处

降低胆固醇扩张血管。生姜中的辣味成分姜酚和姜烯酚可减少胆固醇的生成并促使其排出体外，促进血液循环，还可以扩张血管，从而起到降血压的作用。

这样吃才健康

1 生姜性热，而且有一定刺激性，凡属阴虚火旺、目赤内热者，或患有痈肿疮疖、肺炎、肺结核、胃溃疡、胆囊炎、痔疮者，都不宜长期食用生姜。

2 吃大寒的螃蟹时，一定要配上温热性质的生姜，用生姜中和蟹的寒凉，减少对肠胃的损害，还利于蟹肉的消化、吸收。

降压这样吃

姜汁菠菜

材料 菠菜 250 克。

调料 姜汁 25 克，盐 3 克，香油 4 克。

做法

1. 菠菜择洗干净，放入沸水中焯烫 30 秒后捞出过凉，沥干水分，切段。

2. 将菠菜段放盘中，加盐，淋上姜汁和香油拌匀即可。

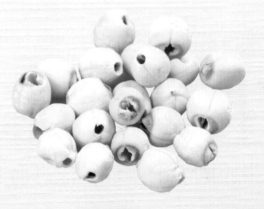

推荐用量 **每日宜吃6~15克**

莲子
扩张周围血管

主要营养素 每100克含量	脂肪	蛋白质	碳水化合物
	2.0克	17.2克	64.2克

营养功效

　　莲子中所含的多糖具有很好的滋补功效，适宜久病、产后或老年体虚者食用；莲子心所含生物碱具有显著的强心作用，可以改善心慌、失眠多梦等症状，有助于睡眠。

降血压关键营养成分

非结晶性生物碱 Nn-9 ☑

对高血压和并发症的益处

　　扩张血管，降低血压。经临床和动物试验证实，莲子所含非结晶性生物碱 Nn-9 具有较强的降压作用，作用机制主要是通过释放一种活性胺化物，使周围血管扩张，从而降血压。

这样吃才健康

1 莲子味甘涩，有收敛作用，对脾虚便溏、腹泻者较适宜，但肠燥便秘的人，吃莲子反而会加重便秘。

2 猪肚是补脾胃的佳品，主治虚弱、泄泻、消渴、小便频数等症；莲子也有补脾胃、润肺养心、滋肾的功效。两者搭配同食，益肾、健脾胃的功效更强。

降压这样吃

银耳莲子羹

材料 干银耳、莲子各30克，红枣6枚，山药50克。

调料 冰糖2克。

做法

1. 将银耳洗净，浸泡2小时，去蒂，撕成小朵；将莲子洗净，去心；红枣洗净，去核；山药洗净，去皮切片，待用。

2. 锅置火上，放入莲子、红枣、山药与银耳，倒入适量水，熬煮1小时至所有材料熟烂，加入冰糖调味即可。

醋

扩张血管并维持血管弹性

主要营养素 每100克含量	脂肪	蛋白质	碳水化合物
	0.3克	2.1克	4.9克

营养功效

醋可帮助恢复皮肤的正常酸度值，从而消除诸多皮肤问题，如干燥、瘙痒、脱皮和痤疮等；醋中的挥发性物质及氨基酸等有助于激发食欲、增强消化吸收功能。

降血压关键营养成分

醋酸 ☑

对高血压和并发症的益处

醋酸有扩张血管的作用。醋中的醋酸可抑制胆固醇的合成，扩张血管并维持血管弹性，促进胆固醇的排泄；醋还有利尿功效，促进钠的排出，也能起到降血压的作用。

这样吃才健康

1 服用磺胺类药物、抗生素及氧化镁、胃舒平等碱性药物时不建议食用醋，否则会降低药效。

2 烹制排骨、鱼类等食物时，加点醋可以使骨刺软化，促进骨中的矿物质如钙、磷的溶出，提高营养价值。

降压这样吃

醋熘藕片

材料 鲜藕 500 克。

调料 花椒油、酱油、葱花、姜末各 5 克，醋 30 克，盐 3 克，水淀粉 10 克，高汤 100 克。

做法

1. 藕去皮，洗净，切片，略焯，待用。
2. 锅置火上，倒油烧热，放入葱花、姜末煸香，加醋、酱油、高汤，放入藕片翻炒，最后加盐，用水淀粉勾芡，淋上花椒油即可。

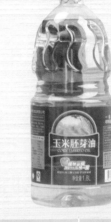

推荐用量 每日宜吃 25～30 克

玉米油

减轻血流阻力

主要营养素 每100克含量	脂肪	蛋白质	碳水化合物
	99.2克	—	0.5克

营养功效

玉米油含丰富的维生素 E，适量常吃不仅能美容，而且还能降低血液中胆固醇的含量，可预防动脉硬化及冠心病。玉米油中不饱和脂肪酸的主要成分是油酸和亚油酸，亚油酸有抗血小板凝集功能，提高血液活力的功效。

降血压关键营养成分

亚油酸 ☑

对高血压和并发症的益处

减轻血流阻力，降低血压。玉米油中亚油酸的含量很高，与血液中胆固醇结合，生成低熔点酯，不易在血管壁上沉积，从而减轻血流阻力，降低血压。

这样吃才健康

使用过的玉米油千万不要再倒入原油品中，因为用过的玉米油经氧化后分子聚合变大，容易劣化变质。

降压这样吃

虾仁油菜

材料 油菜 200 克，虾仁 100 克。

调料 玉米油适量，蒜末 10 克，盐 4 克，香油少许。

做法

1. 油菜洗净，控干，切长段，焯烫；虾仁洗净控干。

2. 油锅烧热，爆香蒜末，放油菜翻炒，倒虾仁炒变色，加盐、香油炒熟即可。

香油

帮助消除动脉血管壁上的沉积物

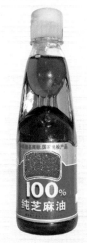

主要营养素 每100克含量	脂肪	蛋白质	碳水化合物
	99.7 克	—	0.2 克

营养功效

香油含大量的油脂，有很好的润肠通便作用，对便秘有一定的预防作用；香油中的卵磷脂不仅滋润皮肤，而且可以祛斑，尤其对祛除老年斑有一定帮助。

降血压关键营养成分

亚油酸 ☑ 棕榈油酸 ☑

对高血压和并发症的益处

所含不饱和脂肪酸有助于消除动脉血管壁上的沉积物。香油含有非常丰富的亚油酸、棕榈油酸等不饱和脂肪酸，可以促进胆固醇的代谢，并有助于消除动脉血管壁上的沉积物，起到调节血压的作用。

这样吃才健康

香油在高温加热后会失去香气，因而适合做凉拌菜，或在菜肴烹调完成后用来提香。

降压这样吃

三油海蜇

材料 海蜇皮 250 克，黄瓜 100 克。

调料 葱花、蒜末、酱油、香油各 5 克，醋 10 克，辣椒油、白糖，香菜碎各少许。

做法

1. 海蜇皮放入清水中浸泡去盐，洗净，切丝；黄瓜洗净，去蒂，切丝。
2. 取盘，放入海蜇丝和黄瓜丝，用葱花、香菜碎、蒜末、酱油、醋、白糖、辣椒油、香油调味即可。

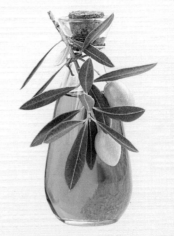

橄榄油

降低血黏度，调节血压

主要营养素 每100克含量	脂肪	蛋白质	碳水化合物
	99.9克	一	0克

营养功效

橄榄油含有丰富的不饱和脂肪酸及维生素 E，可促进血液循环和肌肤新陈代谢，有助于减肥，减少皱纹，延缓衰老。橄榄油中的多种脂溶性维生素可刺激胆汁分泌，激化胰酶的活力，以减少胆囊炎和胆结石的发生。

降血压关键营养成分

单不饱和脂肪酸 ☑
多酚类物质 ☑

对高血压和并发症的益处

单不饱和脂肪酸、多酚类物质，有调节血压的作用。橄榄油中的单不饱和脂肪酸可防止因高血压造成的动脉损伤；橄榄油中还含有一种可降低血黏度的多酚类物质，可调节血压。

这样吃才健康

橄榄油中的微量物质属多酚类，在高温环境下容易被破坏；其所含单不饱和脂肪酸加热到冒烟后，容易变成反式脂肪酸。所以橄榄油最好不要用于炒菜，更适合凉拌。

降压这样吃

凉拌豇豆

材料 豇豆150克。

调料 蒜末、醋各 10 克，盐 2 克，橄榄油 15 克，红辣椒丝少许。

做法

1. 豇豆去头尾，洗净，入沸水中焯熟，捞出过凉，切成段。

2. 将豇豆段倒入盘中，加入红辣椒丝、蒜末、醋、盐、橄榄油，拌匀即可。

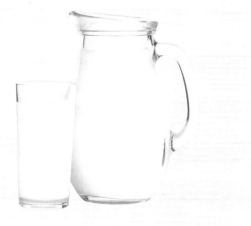

推荐用量 每日宜喝 300 克

牛奶

有助于维持血压稳定

主要营养素 每100克含量	脂肪	蛋白质	碳水化合物
	3.2 克	3.0 克	3.4 克

营养功效

牛奶中的乳糖能促进人体肠道内乳酸菌的生长，抑制肠内异常发酵造成的中毒，保证肠道健康；牛奶中含有色氨酸，能促进睡眠，还有微量吗啡类物质，这些物质也有一定的镇静催眠作用。

降血压关键营养成分

钙 ☑

对高血压和并发症的益处

补钙有助于降低血压。高血压的发生与血钠、血钙比例是否均衡有关。当一个人的血钠过高、血钙又过低时，血压就会明显上升。因此摄入含钙较多且易于吸收的牛奶，有助于维持血压稳定。

这样吃才健康

1 对于肠胃偏寒者，喝冷牛奶后刺激肠道过度蠕动可能引起轻度腹泻，可加热至手感到有些烫再饮用。

2 牛奶和蜂蜜都含有丰富的矿物质，二者的分子结构能很好地结合，能有效提高血红蛋白的数目，并产生酵素来分解体内有害菌，增强免疫力。

降压这样吃

牛奶蒸蛋

材料 鸡蛋、虾仁各2个，鲜牛奶200克。
调料 盐3克，香油5克。
做法
1. 鸡蛋打入碗中，加鲜牛奶搅匀，再放盐化开；虾仁洗净。
2. 鸡蛋液入蒸锅大火蒸约3分钟，此时蛋羹已略成形，将虾仁摆放上面，改中火再蒸5分钟，出锅前淋上香油即可。

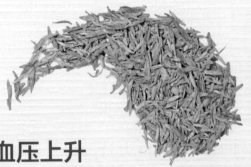

推荐用量 每日宜吃 5~10 克

绿茶

避免血管收缩引起血压上升

主要营养素 每100克含量	脂肪	蛋白质	碳水化合物
	2.3 克	34.2 克	50.3 克

营养功效

绿茶中的咖啡碱能促使人体中枢神经兴奋，增强大脑皮层的兴奋过程，起到提神益思的效果；绿茶含有氟及儿茶素，可以抑制生龋菌作用，减少牙菌斑及牙周炎的发生。

降血压关键营养成分

儿茶素 ☑ **氨茶碱** ☑

对高血压和并发症的益处

儿茶素、氨茶碱舒张血管。绿茶中所含的儿茶素对血管紧张素转换酶的活性有较强的抑制作用，促使舒缓激肽分泌较多，避免血管收缩引起血压上升；氨茶碱可扩张血管，也有利于降低血压。

这样吃才健康

1 空腹时不宜饮用浓茶，否则会抑制胃液的分泌。

2 饮用绿茶时，适宜加入柠檬。因为柠檬中的柠檬酸和维生素 C 能增加绿茶中儿茶素的效能，提高人体的免疫力。

降压这样吃

柠檬绿茶

材料 柠檬半个，绿茶少许。
调料 蜂蜜适量。
做法
1. 绿茶用开水冲泡，待绿茶泡出味道和颜色后，将茶叶过滤掉。
2. 等茶温凉之后，加入柠檬和蜂蜜，搅拌均匀。
3. 直接饮用或放冰箱冷藏后加冰块饮用。

第**4**章

防治高血压并发症饮食疗法

了解饮食原则和细节，补充效果显著的营养素，配合按摩疗法，全方位拦截各种并发症的发生，轻松带病"健康"生活。

高血压合并糖尿病

增加高膳食纤维蔬菜，控制全天总热量

高血压、糖尿病经常如影随形，不但使心脑血管的损害雪上加霜，而且特别容易伤害肾、眼等器官。罹患糖尿病以后，必须严格控制每日摄入总热量，以维持理想体重或标准体重。

增加高膳食纤维蔬菜，如芥蓝、苋菜、芹菜、菠菜、白菜等。因为膳食纤维进入人体后吸水膨胀，能延缓食物中葡萄糖的吸收，降低餐后血糖，还能增强饱腹感，减少热量摄入，有助于糖尿病患者控制体重和热量。

主食要精中有粗，添加薯类

精白米面、面包等属于精制碳水化合物，进入人体后可迅速升高血糖，长期食用对血糖调控不利，还会引发肥胖。因此，高血压合并糖尿病患者应多以粗粮和豆类为主食，注意粗细搭配，如在白米、白面中加小米、黑米、高粱米、豆类等，同时适当增加薯类，如红薯、山药、芋头等。需要注意的是，以薯类做主食食用时要采取蒸、烤、煮的方式，而不宜炒、炸，以免摄入过多油脂。

Tips

降低食物血糖生成指数的烹调法

1. 蔬菜能不切的就不切，即使要切，不要切得太小，这样有利于控制血糖。
2. 食物在保证熟透的前提下，不要烹调得过于软烂，糊化程度越高，越容易升高餐后血糖。
3. 少喝粥，也不是完全不能喝，可以喝杂粮粥。

选择血糖生成指数低的食物

血糖生成指数在 55 以下的食物是低血糖生成指数食物，血糖生成指数在 55～70 为中血糖生成指数食物。这类食物在胃肠停留时间长，释放缓慢，葡萄糖进入血液后峰值低，下降速度快。常见的低血糖生成指数食物有燕麦、荞麦、莜麦、玉米、红薯、山药等，每餐选用一两种血糖生成指数值较低的食品，对控制血糖非常有益。

低血糖生成指数食物参考

血糖生成指数	食物品种
14～19	黄豆（浸泡、煮）、花生、低脂牛奶（加甜味剂）、海带、菠菜
20～29	四季豆、小扁豆（红）、全脂牛奶、巧克力牛奶（加甜味剂）、桃、葡萄柚、李子、樱桃
30～39	意大利细面、小扁豆（绿）、苹果、梨、未熟香蕉、干杏、脱脂牛奶、番茄汤、粉丝
40～49	鸡蛋面、巧克力、通心粉、橘子、橙子、柑、葡萄（鲜）、混合谷类面包
50～59	紫米、山药、红薯、芋头、荞麦、甜玉米、香蕉、芒果
60～69	土豆（煮/烤）、全小麦粉面包（高纤维）、玉米面、苏打饼干、菠萝、葡萄干、土豆泥（蒸/煮）、全黑麦面包、酸奶

水果可以吃，每日不多于 150 克

水果含有大量的维生素、膳食纤维和矿物质，这些对糖尿病患者是有利的，所以在血糖控制较好的前提下可适当吃水果。但要选糖分低的水果，比如木瓜、柚子、梨等，而且要控制摄入总量。一般对于血糖控制稳定的糖尿病合并高血压者每天可以吃 100～150 克，另外最好在两餐之间吃水果。

甜食要限制，警惕无蔗糖

避免食用糖果、含糖饮料、蛋糕等甜食，可能大家都知道，因为这些食物中含有单糖，进入人体后会很快被吸收，导致血糖攀升。但是"无蔗糖"只是说不含有日常所吃的蔗糖（白糖），并不保证没有葡萄糖等其他糖。

有些号称"无蔗糖"的产品用淀粉糖浆、果葡糖浆、麦芽糖浆之类作为甜味来源，而它们升高血糖的速度可能比蔗糖更快。例如，"无糖月饼"虽然不含蔗糖，但其主要成分是淀粉和脂类，热量非常高，进食后血糖明显升高，切不可当成放心食品来食用。

尽量不饮酒

高血压合并糖尿病者过量饮酒容易引起糖尿病性酮症酸中毒，因此最好不饮酒。如果在血压、血糖控制都较好的情况下，可以少量饮用低度啤酒、果酒。

食物选择

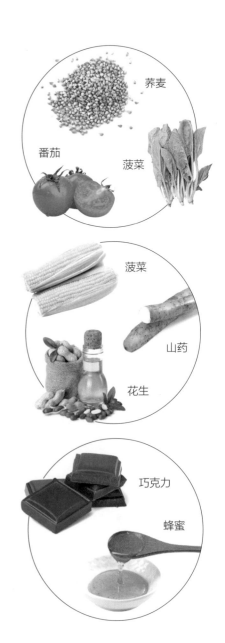

荞麦

番茄

菠菜

菠菜

山药

花生

巧克力

蜂蜜

宜选用的食物

全麦、燕麦、荞麦、玉米等谷类；芹菜、菠菜、大白菜等绿叶蔬菜；苦瓜、冬瓜、黄瓜、番茄等瓜茄类蔬菜。

可适量吃的食物

大米、面粉、燕麦、玉米等粮谷类及其制品；芋头、山药、土豆等薯类及其制品；绿豆、红豆、黄豆、黑豆等豆类及其制品；核桃、花生、瓜子等硬果类食物；各种烹调油及畜肉（猪肉、牛肉、羊肉）、禽肉（鸡肉、鸭肉）、水产品（鱼、虾）、奶及其制品。

不吃或少吃的食物

蜂蜜及白糖、砂糖、红糖、冰糖等食糖；软糖、硬糖、巧克力等糖果；果脯、蜜枣等蜜饯类食物；可乐、雪碧等含糖饮料；菠萝、山楂等糖水罐头；冰激凌、甜点等甜味食物；炸鸡等油炸食物；肥肉等高脂肪食物；咸鸭蛋、酱菜等盐腌食物；皮蛋、板鸭、香肠、火腿、橄榄、罐装的番茄汁、罐装的玉米、罐装的泡菜等含钠较高的食物。

降压这样吃

芹菜拌腐竹

材料 芹菜150克，水发腐竹100克。

调料 蒜末10克，酱油5克，盐2克。

做法

1. 芹菜择洗干净，放入沸水中焯烫，捞出，沥干水分，切段；腐竹洗净，切段，用沸水快速焯烫，捞出，沥干水分。

2. 取小碗，加盐、蒜末、酱油、香油搅拌均匀，调成调味汁。

3. 取盘，放入芹菜段、腐竹段，淋上调味汁拌匀即可。

烹饪小帮手 酱油有咸味，调味时盐的用量不宜多。

洋葱肉碎炒彩椒

材料 洋葱150克，猪瘦肉100克，青柿子椒、红柿子椒各30克。

调料 料酒、酱油、淀粉各5克，盐2克，香油少许。

做法

1. 洋葱撕去老膜，去蒂，洗净，切丝；猪瘦肉洗净，切碎，加料酒、酱油、香油、淀粉拌匀，腌渍10分钟；青柿子椒、红柿子椒洗净，去蒂，除子，切丝。

2. 锅置火上，倒油烧至六成热，放入猪瘦肉碎煸至变色，倒入洋葱丝和青柿子椒丝、红柿子椒丝翻炒至断生，加盐调味即可。

烹饪小帮手 炒洋葱不用放葱、姜、蒜，否则会夺去洋葱特有的味道。

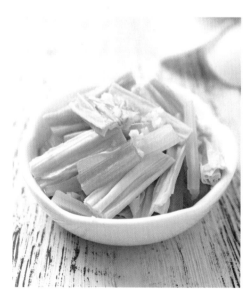

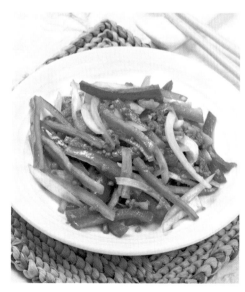

自我简易按摩调养

按揉睛明穴

睛明穴位于面部，目内眦角稍上方凹陷处。按摩时取坐姿，用两手的拇指指腹按揉双侧的睛明穴各1分钟，能够预防糖尿病眼病。

按揉期门穴

期门穴位于胸部，乳头直下，第6肋间隙，前正中线旁开4寸。按摩时取站姿，两手分开放在肋下，将手掌心放在期门穴上，两手均先顺时针再逆时针各按揉20~40次，能起到平稳血糖的作用。

按揉关元穴

关元穴在下腹部、前正中线上，肚脐下3寸。按摩时取站姿，双手相叠，放在关元穴上，先顺时针再逆时针各按揉20~40次，能有效改善糖尿病引起的尿频等症状。

按揉太冲穴

太冲穴位于足背侧，在第一跖骨间隙的后方凹陷处。按摩时取坐姿，用两手的拇指指腹按揉双侧的太冲穴各1分钟，有助于改善高血压合并糖尿病患者的头痛、眩晕等不适症状。

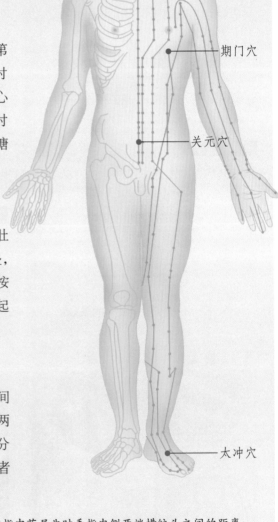

晴明穴

期门穴

关元穴

太冲穴

注：寸，中医中取穴常用同身寸。1寸即中指中节屈曲时手指内侧两端横纹头之间的距离；拇指指关节的宽度。

高血压合并血脂异常

食物选择坚持"三低一高"

高血压与血脂异常密切相关，血脂增高往往会使原有的高血压症状加重，因此人们有趣地称其为一对"难兄难弟"。高血压合并血脂异常者，在日常饮食中应坚持"三低一高"，即低脂、低糖、低盐、高膳食纤维。

低脂肪

限制脂肪的摄入，首先饮食要清淡，尽量避免吃肥肉、动物内脏、奶油、油腻的汤，鸡肉、鸭肉的皮等。同时，多食洋葱、大蒜、山楂、香菇、木耳、大豆制品等降脂食品。适当吃鱼类、瘦肉类等低脂且富含优质蛋白的食物。每日烹调用油宜控制在 25 克以下，宜选用大豆油、玉米油、菜籽油等烹饪菜肴。

低糖、低盐

摄入过多糖分，会在体内转化成脂肪，加重高血压，也会使体内胆固醇增加，促进动脉硬化形成。适当减少钠盐的摄入有助于降低血压。所以高血压合并血脂异常者要远离过甜、过咸的食物，如蛋糕、巧克力威化饼干、咸鸭蛋、泡菜、酱菜等，适量吃些鱼、禽类、蔬菜和大豆制品。

轻度高血压患者每天可摄取 2~4 克盐，中重度高血压患者可摄取 1~2 克盐。

高膳食纤维

膳食纤维具有调整糖类和脂类代谢的作用，能结合胆酸，避免其合成为胆固醇沉积在血管壁上而升高血压。同时膳食纤维还能促进钠的排出，降低血压。

高血压合并血脂异常者可在日常饮食中增加高膳食纤维食物的摄取，提倡吃谷薯类食物，如淀粉、面粉、大米、红薯等，特别是玉米面、小米、燕麦、荞麦等含膳食纤维较多的食物，可促进肠胃蠕动，有利于胆固醇的排出。多吃绿叶蔬菜和新鲜水果。绿叶蔬菜和新鲜水果富含维生素 C、胡萝卜素及膳食纤维等，有利于心肌代谢，改善心肌功能和血液循环；还可促使胆固醇的排泄，防止高血压及并发症的发展。

Tips

高血压患者的血脂控制标准

总胆固醇	理想值＜ 11.11 毫摩 / 升
	临界值 11.11～13.28 毫摩 / 升
	过高值＞ 13.33 毫摩 / 升
低密度脂蛋白胆固醇	理想值＜ 7.22 毫摩 / 升
	临界值 7.22～8.83 毫摩 / 升
	过高值＞ 8.89 毫摩 / 升
甘油三酯	理想值＜ 11.11 毫摩 / 升
	临界值 11.11～13.28 毫摩 / 升
	过高值＞ 13.33 毫摩 / 升
高密度脂蛋白胆固醇	理想值＞ 2.78 毫摩 / 升
	危险值＜ 1.94 毫摩 / 升

少喝咖啡

咖啡有兴奋精神，升高血压的作用，高血压患者应慎饮咖啡及含咖啡因的饮料，尤其是在情绪紧张时，更不能用咖啡缓解情绪，这样做会使血压升高得更快。要少喝浓茶，浓茶会引起大脑兴奋、心悸、失眠等不适，从而使血压上升。如需饮茶，可选择具有降压功效的绿茶。

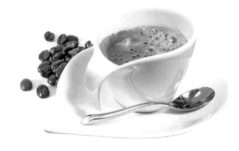

晚餐七成饱为宜

晚餐要少吃，以七成饱为宜。过饱易引起消化不良，会使膈肌上移而影响心肺的正常功能。另外，消化食物需要大量的血液集中到消化道，心脑供血相对减少，极易引发脑卒中。

食物选择

宜选用的食物

燕麦、荞麦、全麦、玉米、高粱米、薏米等粗粮、杂粮；红豆、绿豆、黑豆、黄豆及豆制品；低脂奶、脱脂奶、低脂奶酪等奶及其制品；芹菜、白菜、油菜、菠菜、洋葱、茄子、冬瓜、大蒜等新鲜蔬菜；苹果、桃子等水果；木耳、银耳、香菇、海带、紫菜等菌藻。

可适量吃的食物

精米精面、畜瘦肉、去皮禽肉、兔肉、鸡蛋清、青鱼、平鱼、鲫鱼、虾、海蜇、海参等。

不吃的食物

动物油、肥肉、肉皮、猪蹄、动物内脏、鱼子、蟹黄、奶油、腊肠及盐腌、烟熏食物、含添加糖的食物。

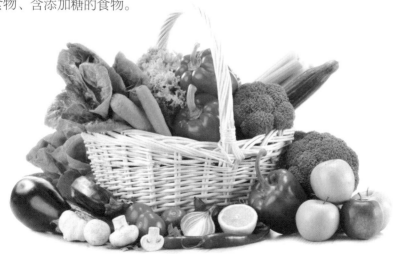

降压这样吃

豆豉炝拌洋葱

材料 洋葱1个，鲜小红辣椒3个。

调料 香菜末10克，豆豉10克，盐1克，香油少许。

做法

1. 洋葱撕去老膜，去蒂，洗净，切块；小红辣椒洗净，去蒂，切斜段。

2. 取盘，放入洋葱块、小红辣椒段，加盐、香油、香菜末拌匀。

3. 锅置火上，倒油烧至五成热，放入豆豉煸出香味，浇在盘中的洋葱块、小红辣椒段上拌匀即可。

海带蒸卷

材料 水发海带200克，鸡胸肉100克，鸡蛋清10克。

调料 盐2克，料酒、酱油各5克，水淀粉少许。

做法

1. 水发海带洗净，切成大片；鸡胸肉洗净，剁成肉末，加盐、料酒、鸡蛋清、酱油搅拌均匀。

2. 取适量鸡胸肉末均匀地摊在海带片上，卷成卷，放入长盘中，送入烧开的蒸锅，中火蒸10~15分钟，取出，切3厘米左右的段。

3. 锅置火上，倒油烧至七成热，倒入盘中蒸海带的汤汁烧沸，用水淀粉勾薄芡，淋在海带卷上即可。

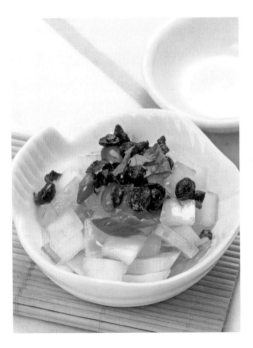

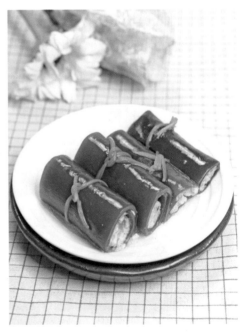

自我简易按摩调养

推按甲状腺反射区

甲状腺反射区位于双足足底第一跖骨与第二跖骨之间及第一跖骨远侧部连成带状。用大拇指自下而上推按甲状腺反射区，左右脚各5分钟。

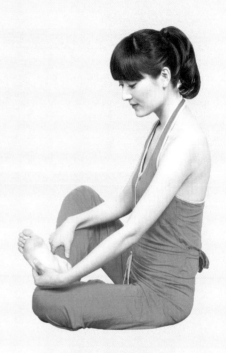

揉按肝反射区

肝反射区位于右足底第四跖骨和第五跖骨间及足背上与该区域相对应的位置。用大拇指逆时针用力按揉右脚的肝反射区1分钟。

揉按胰反射区

胰反射区位于双足足底第一跖骨中下段处。用大拇指按揉胰反射区1分钟（顺时针）。

高血压合并痛风

亲近低嘌呤，适量中嘌呤，远离高嘌呤

按食物嘌呤含量的高低，通常把食物分为高嘌呤、中嘌呤、低嘌呤三类，高血压合并痛风患者的饮食总原则是低嘌呤食物可以放心食用，中嘌呤食物适量食用，高嘌呤食物避免食用。

低、中、高嘌呤食物标准

低嘌呤类	中嘌呤类	高嘌呤类
以上每100克食物含嘌呤25毫克以下	每100克食品中含嘌呤25~150毫克	每100克食品中含嘌呤150毫克以上

虽然高血压合并痛风患者应以低嘌呤食物为主，但需注意，长期过度低嘌呤饮食会导致营养缺乏，因此也要适量吃些中嘌呤食物。处于痛风缓解期的患者可从中嘌呤类食物中选用一份动物性食物和一份蔬菜，但每次食用量不宜过多。

虽然从饮食中摄入的嘌呤只占体内总嘌呤的20%，但高尿酸不仅会导致痛风，还会导致肾病，因此无论是痛风急性期还是缓解期，均应避免摄入高嘌呤食物。

首选凉拌菜和蒸煮菜

为了少油少盐、增加维生素、减少嘌呤摄入量，高血压合并痛风患者的饮食建议多采用凉拌、清蒸、白煮等烹饪方法。

蔬菜中含有丰富的膳食纤维和维生素C，有助于调节体内尿酸水平，烹煮方式应尽量用凉拌，不要放太多油。鱼应该以清蒸为好，因为烹调温度较低，能很好地保证鱼肉中的蛋白质和不饱和脂肪酸不被破坏。肉类白煮在于保持菜的原味，不能在煮肉时加入酱油，以免摄入过多的盐分。肉类白煮后去汤沥干，再加调味汁蘸吃，或者夹在馒头（或烧饼）中食用。

粗粮食物要有选择的吃

粗粮比细粮含有更多的膳食纤维、维生素和矿物质，更少的碳水化合物，虽然这些对于控制高尿酸血症和痛风都有益，但粗粮同时也含有较多的嘌呤。所以痛风患者要有选择地食用，如绿豆粉、黑豆粉、黄豆粉、黑芝麻粉、糙米、燕麦、杂豆（如扁豆、芸豆、蚕豆）含嘌呤相对较多，痛风患者平时要限量摄入。

用豆制品替代一部分鱼、肉

研究发现，植物蛋白质有降低发生高尿酸血症危险的趋势。建议高血压合并痛风患者适量吃豆制品替代部分鱼、肉、蛋类食品，但是要注意蛋白质和嘌呤总量不能增加，也就是说不能在吃鱼、肉、蛋之外再加豆制品。比如，在痛风缓解期喝一杯豆浆是没有问题的，但是注意在喝豆浆的同时，要相应减少鱼、肉、蛋的摄入量。

测定表明，在豆类食物中，嘌呤含量从高到低依次为：黄豆、五香豆腐干、豆皮、油豆腐、豆腐干、素鸡。黄豆属于嘌呤含量比较高的食物，但在黄豆制成豆腐、豆腐干、素鸡的过程中大量嘌呤会随之而流失。所以，豆制品中的嘌呤含量反而相对少。建议痛风患者选择豆制品的顺序是，豆浆→豆腐→豆腐干→整粒豆，摄入量也应逐渐减少。

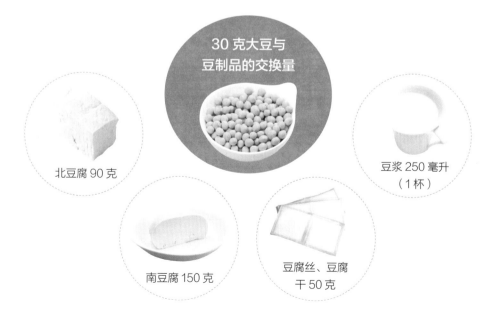

30 克大豆与豆制品的交换量

北豆腐 90 克

豆浆 250 毫升（1 杯）

南豆腐 150 克

豆腐丝、豆腐干 50 克

食物选择

急性期时首选低嘌呤食物

类别	具体食物
谷类	大米、小米、小麦、面条、玉米等
薯类	土豆、芋头等
水产类	海参、海蜇等
蔬菜类	白菜、芥蓝、甘蓝、芹菜、荠菜、韭黄、苦瓜、黄瓜、冬瓜、丝瓜、南瓜、茄子、胡萝卜、萝卜、柿子椒、洋葱、番茄、莴笋等
水果类	橙子、橘子、苹果、西瓜、葡萄、草莓、樱桃、菠萝、桃子、李子等
蛋奶类	鸡蛋、鸭蛋、牛奶等
其他类	苏打饼干、麦片、茶等

缓解期时适量食中嘌呤食物

类别	具体食物
畜禽类	鸡肉、猪肉、鸭肉、牛肉、羊肉等
水产类	草鱼、鲤鱼、鲫鱼、大比目鱼、鲈鱼、对虾、螃蟹、鲍鱼、海带等
蔬菜类	油菜、韭菜、四季豆、豇豆、豌豆、笋干等
菌菇类	蘑菇、金针菇、银耳等
豆类及其制品	绿豆、红豆、豆腐、豆干、豆浆等
干果类	花生、腰果、栗子、莲子、杏仁等

急性期和缓解期都应避免食用高嘌呤食物

类别	具体食物
蓄肉类	动物内脏、各种肉汤等
水产类	沙丁鱼、凤尾鱼、鲭鱼、乌鱼、鲢鱼、带鱼、白鲳鱼、蛤蜊、贻贝、干贝、鱼干等
其他	火锅汤等

降压这样吃

蔬菜蒸蛋

材料 鸡蛋2个，白菜叶、小油菜各
50克。

调料 葱末10克，酱油3克，盐2克，
香油少许。

做法

1. 白菜叶、小油菜择洗干净，切碎；鸡蛋洗净，磕入碗中，打散，加入适量凉开水，加盐和菜碎搅拌均匀。

2. 蒸锅置火上，倒入适量清水，放生蒸帘，放上搅拌好的鸡蛋液，大火烧开后转小火蒸8分钟，取出，撒上葱末，淋上酱油和香油即可。

烹饪小帮手 加水量和鸡蛋的比例以1∶1为宜，这样蒸出口感较嫩。

笋干炒肉

材料 竹笋干100克，猪瘦肉200克。

调料 葱末、姜末各5克，盐2克。

做法

1. 竹笋干用清水泡发，洗净，切片；猪瘦肉洗净，切片，用沸水焯一下，捞出。

2. 锅置火上，倒油烧至六成热，加葱末和姜末炒香，放入笋干和肉片翻炒均匀，加适量清水烧8~10分钟，加盐调味即可。

烹饪小帮手 猪瘦肉等肉类烹调前切好后用水焯一下，能使肉中的嘌呤部分溶解于水中，减少肉中嘌呤的含量。

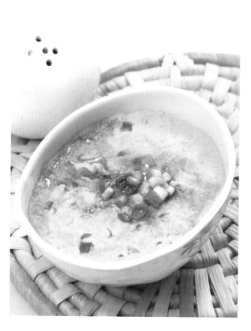

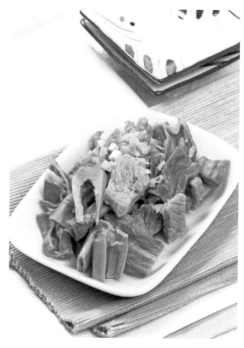

自我简易按摩调养

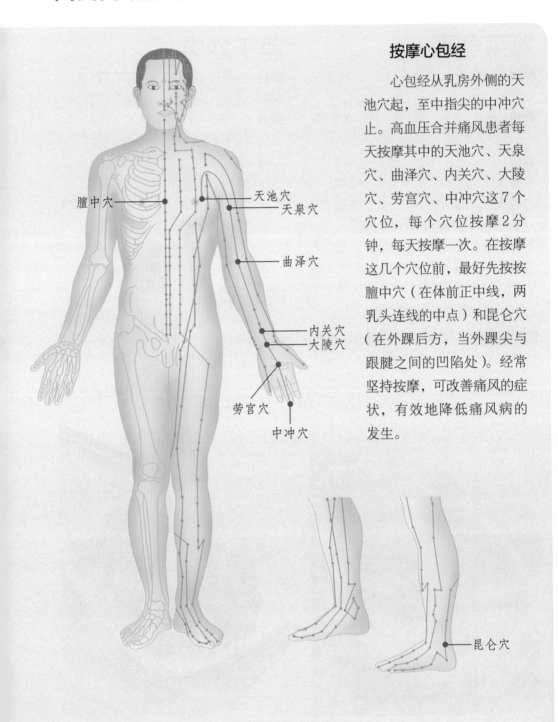

按摩心包经

　　心包经从乳房外侧的天池穴起，至中指尖的中冲穴止。高血压合并痛风患者每天按摩其中的天池穴、天泉穴、曲泽穴、内关穴、大陵穴、劳宫穴、中冲穴这7个穴位，每个穴位按摩2分钟，每天按摩一次。在按摩这几个穴位前，最好先按按膻中穴（在体前正中线，两乳头连线的中点）和昆仑穴（在外踝后方，当外踝尖与跟腱之间的凹陷处）。经常坚持按摩，可改善痛风的症状，有效地降低痛风病的发生。

膻中穴

天池穴
天泉穴

曲泽穴

内关穴
大陵穴

劳宫穴

中冲穴

昆仑穴

高血压合并冠心病

每日摄入胆固醇＜300 毫克

高血压患者中有相当一部分人同时患有冠心病，高血压和冠心病的发生、发展都与饮食中的胆固醇密切相关。因此，饮食中应控制胆固醇的量，每天胆固醇的摄入量应低于300毫克，动物的心、脑、肝、肾等富含胆固醇的食物要少吃或不吃。

应常吃海带、紫菜等海藻类食物，海藻中的固醇化合物有降血脂的功效，能明显降低胆固醇。可多饮用脱脂牛奶或酸奶，牛奶含有钙和乳清酸，能减少食物中胆固醇的吸收，延缓冠心病的发展。

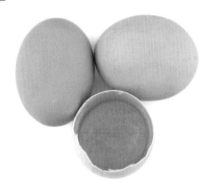

1 个鸡蛋中的胆固醇含量大约为300 毫克，高血压合并冠心病者应控制鸡蛋的摄入量，每周控制在 3~4 个。

选富含油酸的食用油，富含多不饱和脂肪酸的海鱼

如果经济条件允许，烹调用油可以选择橄榄油、茶油等含油酸高的油脂，有利于调节血脂。

海鱼富含多不饱和脂肪酸，能够促进脂质代谢，降低血清胆固醇水平，还能防止冠状动脉痉挛和动脉粥样硬化。常见的海鱼有带鱼、金枪鱼、鳕鱼等，建议每周吃 1~2 次海鱼。

多吃富含钾和维生素 C 的蔬果

钾能排除体内多余的钠盐，从而防止血压升高。维生素 C 能促进胆固醇生成胆酸，从而能降低血胆固醇，改善血液循环，保护血管壁，起到辅助降低血压的作用。可优先选择土豆、芹菜、香蕉、番茄等富含钾和维生素 C 的蔬果。

多食富含铬、锰的食物

铬、锰都是人体必需的矿物质，具有防治动脉硬化的作用，有利于冠心病的防治。富含铬的食物有牛肉、玉米、葡萄汁等，糙米、小麦、扁豆、胡萝卜中锰含量较丰富。

食物选择

宜选用的食物

大米、面粉、燕麦、玉米等及其制品；白菜、菠菜、油菜等叶菜及番茄、苦瓜、黄瓜等瓜茄类蔬菜；木耳、银耳、香菇、海带、紫菜等菌藻；绿豆、红豆、黄豆、黑豆及其制品；畜瘦肉、去皮禽肉及鱼、虾等水产品。

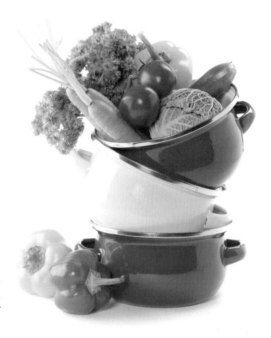

少吃或不吃的食物

咸菜、咸鸭蛋、咸鱼等腌制食品；香肠、火腿等加工食品；肥肉、肥禽、动物内脏、蟹黄、奶油等含脂肪及胆固醇高的食品；含油脂及糖多的糕点、饮料、糖果、调料等。

降压这样吃

魔芋烧肉

材料 魔芋、猪瘦肉各150克。

调料 姜末、蒜末各5克，酱油3克，豆瓣酱5克。

做法

1. 猪瘦肉洗净，切丝；魔芋用沸水焯烫一下，捞出，过凉，切丝。

2. 锅置火上，倒油烧至六成热，加姜末和豆瓣酱炒香，放入肉丝煸熟，下入魔芋丝快速翻炒几下，加酱油和蒜末调味即可。

烹饪小帮手 蒜末起锅前放入，菜肴的蒜香味更浓郁。

炒素丁

材料 黄瓜、胡萝卜、豆腐干、莴笋各50克。

调料 葱末10克，盐2克，胡椒粉1克。

做法

1. 黄瓜洗净，去蒂，切丁；胡萝卜洗净，切丁；豆腐干洗净，切丁；莴笋去皮、切丁。

2. 锅置火上，倒油烧至六成热，炒香葱末，放入胡萝卜丁和莴笋丁翻炒3分钟，下入黄瓜丁和豆腐干丁翻炒1分钟，加盐和胡椒粉调味即可。

烹饪小帮手 黄瓜丁和莴笋丁翻炒的时间不宜长，不然会失去爽脆的口感。

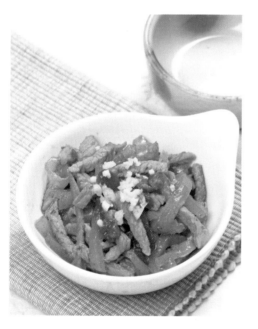

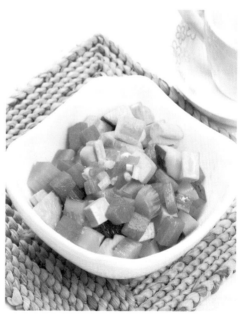

清炒虾仁

材料 鲜虾仁150克,胡萝卜、黄瓜各50克。

调料 盐2克,料酒5克,淀粉适量,水淀粉、香油各少许。

做法

1. 虾仁挑去虾线,洗净,加料酒和淀粉拌匀,腌渍20分钟;胡萝卜、黄瓜分别洗净,切丁。

2. 锅置火上,倒油烧至五成热,放入胡萝卜丁、虾仁炒熟,再放入黄瓜丁翻炒,盛入盘中;原锅重置火上,倒入100克的清水烧开,加盐和香油调味,用水淀粉勾芡,淋在盘中的虾仁上即可。

烹饪小帮手 虾仁烹调前加料酒腌渍一会儿,能减淡腥味。

山楂粥

材料 大米80克,鲜山楂50克。

调料 冰糖5克。

做法

1. 鲜山楂洗净,去蒂,切开,去子;大米淘洗干净,浸泡30分钟。

2. 沙锅置火上,放入山楂和适量清水煎取浓汁,去渣,倒入汤锅中,再加适量清水烧开,下入大米煮至米粒熟烂的稠粥,加冰糖煮至化开即可。

烹饪小帮手 这道山楂粥不宜空腹食用;鲜山楂可以换成30克干山楂片。

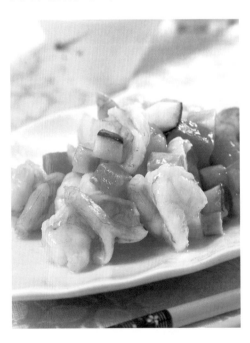

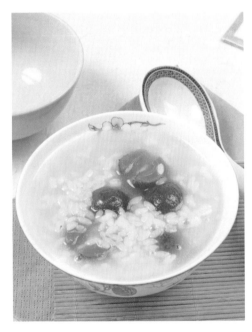

自我简易按摩调养

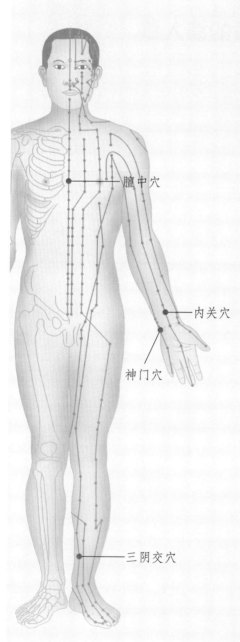

膻中穴

内关穴

神门穴

三阴交穴

点揉膻中穴

膻中穴在胸部，当前正中线上，平第4肋间，两乳头连线的中点。按摩时用左手或右手大拇指的指腹点揉1分钟为佳。点揉膻中穴对冠心病引起的心悸、胸闷喘憋和烦躁有较好的疗效。

按摩神门穴

神门穴在腕部，腕掌侧横纹尺侧端，尺侧腕屈肌腱的桡侧凹陷处。每晚睡前各按摩左右两侧的神门穴1分钟，按摩时可稍微用力些。神门穴是人体安神养心的穴位之一，按摩神门穴能增加冠状动脉血液流量，还能益气血、安神补心，对高血压和冠心病均有益。

按揉内关穴

内关穴在前臂正中，腕横纹上2寸，掌长肌腱与桡侧腕屈肌腱之间。按摩时两手交替按揉对侧的内关穴各1分钟，应稍用力旋转揉动，以产生酸胀感为佳。每天1次。按揉内关穴能强心，调节心律，缓解胸闷憋气等不适症状。

按揉三阴交穴

三阴交穴位于内踝尖上3寸处。按摩时将右（左）腿平放在对侧膝上，左（右）手拇指指腹放在三阴交穴上，适当用力揉按1分钟，双穴交替按揉。按揉三阴交穴能养护心肾，宁心安神，对冠心病的调养有益。

高血压合并肾功能减退

三餐定时定量，限制蛋白质的摄入量

高血压与肾脏的关系较为密切。肾脏疾病如果得不到有效控制，会引起高血压。反过来，如果血压控制不好，又可以引起肾脏损害。高血压合并肾功能减退患者的饮食应以保护肾功能、预防肾功能减退为主。

高血压合并肾功能不全者，一日三餐要定时定量，使肠胃有规律地运转，增加对食物中营养成分的吸收，可降低肾脏负担。

同时需限制蛋白质的摄入量。因为我们每天从食物中摄入的蛋白质经消化、吸收、代谢后会产生含氮产物，这些产物需要通过肾脏排出体外。当肾功能受损时，就无法顺利排出这些代谢物质，一旦在体内累积就会产生严重后果。控制蛋白质的摄入一般为每日 30～50 克，且应摄入优质且生理价值高的动物性蛋白质食物，如鱼肉、精瘦肉、奶制品等，以减轻肾脏负担。

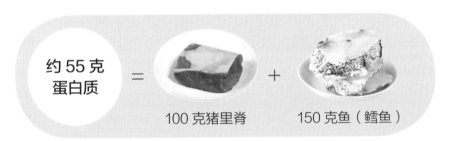

约 55 克蛋白质　＝　100 克猪里脊　＋　150 克鱼（鳕鱼）

谨防摄入过多钾

肾功能不全时，肾小管的再吸收功能减弱，肾脏清除率减低，多吃含钾的食物易造成血钾蓄积，出现乏力、心律失常等不适感，因此要少吃钾离子含量高的食物，如黄豆、红豆、绿豆、黑豆及豆制品，还有肉类、坚果类。

忌吃咸菜、咸肉等高盐食物

当肾功能不全时，无法将体内过多的钠离子排出体外，造成高血压、水肿、腹水、肺积水，增加心脏负担，日久易导致心力衰竭。所以要忌吃咸菜、咸肉、榨菜、酱油、味精、番茄酱等高盐食物。

避免大量喝水

当肾功能不全且排尿减少时，水分会蓄积在体内，使心脏和血管的负荷增加，造成全身水肿、体重增加、咳嗽、呼吸急促，并发心力衰竭，也不利于高血压的控制。因此，水分摄入宜适量，避免喝大量水，以保证不渴为基本原则。

食物选择

宜选用食物

山药、芋头、莲藕、藕粉、粉丝等薯类及淀粉类食物；白菜、圆白菜、芹菜、苦瓜、丝瓜、冬瓜、黄瓜、南瓜、番茄、茄子等蔬菜；苹果、梨、橘子、草莓、桃子、西瓜、猕猴桃、葡萄、芒果、木瓜等水果。

应限量吃的食物

面粉、大米、黑米、糯米等粮谷类食物；畜瘦肉、去皮禽肉、鱼、虾及蛋类食物；绿豆、红豆、黄豆、黑豆等豆类及豆制品；奶及其制品。

应忌吃的食物

动物内脏（心、肝、肾、肠等）、动物脑、肥肉、肉皮、动物油、蛋黄、咸肉、咸蛋、咸鱼、咸榨菜、腐乳、香肠、火腿、午餐肉、腊肉等。

降压这样吃

鸡丝拉皮

材料 粉皮150克，鸡胸肉50克，青柿子椒、红柿子椒各5克。

调料 芝麻酱15克，葱末、蒜末、香菜末各5克，酱油、醋各3克。

做法

1. 粉皮洗净，切条；鸡胸肉洗净，煮熟，捞出，沥干水分，撕成丝；青柿子椒、红柿子椒洗净，去蒂，除子，切丝。

2. 芝麻酱用凉开水调稀，加酱油、醋、葱末、蒜末搅拌均匀，制成调味汁。

3. 取盘，放入粉皮条、鸡丝、青柿子椒丝、红柿子椒丝，淋入调味汁拌匀，撒上香菜末即可。

烹饪小帮手 粉皮买回来时会彼此粘连在一起，放入水中浸泡一两分钟，粘连的部分就很容易分离了。

洋葱炒土豆片

材料 洋葱250克，土豆100克。

调料 姜丝、盐各2克。

做法

1. 洋葱剥去老膜，去蒂，洗净，切丝；土豆洗净，去皮，切片。

2. 炒锅置火上，倒入适量植物油，待油温烧至七成热，放入姜丝炒出香味。

3. 倒入土豆片翻炒均匀，加适量水烧熟，放入洋葱丝炒熟，用盐调味即可。

烹饪小帮手 切洋葱前先将其放水中浸泡一会儿，就不会辣眼睛了。

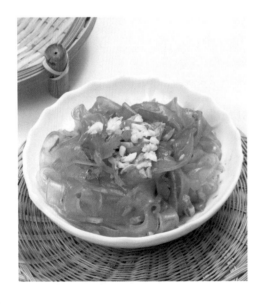

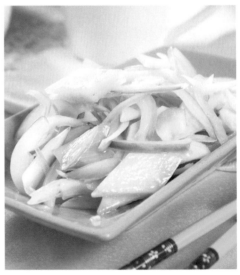

菠菜面片汤

材料 面粉 150 克，菠菜 100 克，鸡蛋 1 个。

调料 香菜末 10 克，酱油、醋各 3 克，盐 2 克，香油少许。

做法

1. 面粉加入适量清水和成软硬适中的面团，盖上保鲜膜，醒 15~20 分钟，擀成大张的薄面片，切宽条，揪成小片；菠菜择洗干净，放入沸水中焯烫 1 分钟，捞出，切段。

2. 锅置火上，倒入适量清水烧开，下入面片，磕入鸡蛋煮熟，放入菠菜，加酱油、醋、盐调味，淋上香油，撒上香菜末即可。

烹饪小帮手 如果不喜欢吃整蛋，也可以将鸡蛋磕入碗中打散后淋入汤中搅成蛋花。

木瓜蒸燕窝

材料 木瓜 1 个（中等大小），燕窝 10 克。

调料 冰糖 5 克。

做法

燕窝用温水泡发，拣去杂质、绒毛，用清水洗净；冰糖用少许温水化开；木瓜洗净，从中间切成两半，去子，切口朝上放在蒸盘中，放入燕窝和冰糖水，送入烧开的蒸锅蒸至燕窝软糯即可。

烹饪小帮手 木瓜不要选太过熟透的，宜选熟透度中等，摸上去手感硬实的，这样的木瓜不容易被蒸塌。

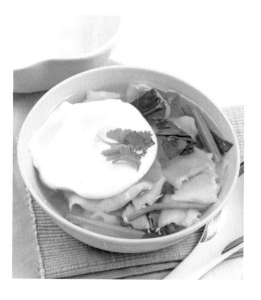

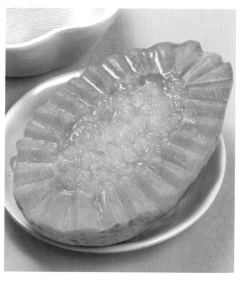

自我简易按摩调养

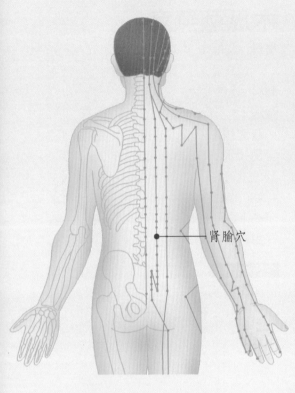

肾腧穴

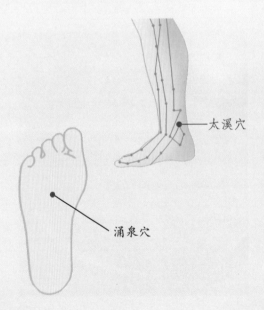

太溪穴

涌泉穴

按摩肾腧穴

肾腧穴位于人体的腰部，当第二腰椎棘突下，左右二指宽处。每晚临睡前，坐于床边垂足解衣，闭气，舌抵上腭，目视上方，两手摩擦双侧的肾腧穴，每次 3~5 分钟。按摩肾腧穴能改善肾脏的血液循环，加速肾脏排毒，具有保护肾功能的作用。

按摩太溪穴

太溪穴位于足内侧，内踝后方与脚跟骨筋腱之间的凹陷处。每天按摩一两次，每次按摩 3~5 分钟。太溪穴处肾经的经气最旺处，具有明显的提高肾代谢功能的作用。高血压合并肾功能减退的患者常按摩太溪穴，可使血压有一定程度的降低。

按压涌泉穴

涌泉穴位于足底的前部凹陷处第二趾和第三趾趾缝纹头端与足跟连线的前三分之一处。按摩时盘腿端坐，赤足，用左手拇指按压右足涌泉穴，左旋按压 30 次，右旋按压 30 次，然后用右手拇指按压左足涌泉穴，手法同前。经常按摩涌泉穴，能调养肾脏，提高肾功能。

高血压并发脑卒中

多选"好脂肪"，少用"坏脂肪"

多选"好脂肪"，少用"坏脂肪"。所谓的"好脂肪"是指富含不饱和脂肪酸（包括单不饱和脂肪酸和多不饱和脂肪酸）的脂肪，能使胆固醇酯化，降低血中胆固醇和甘油三酯，鱼肉就是很好的选择。相对而言，含有饱和脂肪酸的脂肪是"坏脂肪"，最好少吃。

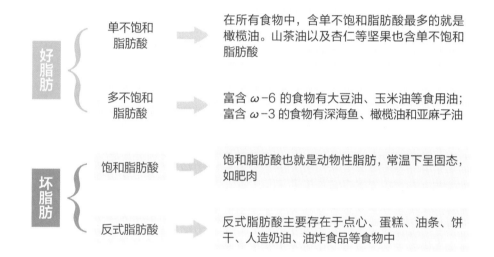

好脂肪	单不饱和脂肪酸 →	在所有食物中，含单不饱和脂肪酸最多的就是橄榄油。山茶油以及杏仁等坚果也含单不饱和脂肪酸
	多不饱和脂肪酸 →	富含 ω-6 的食物有大豆油、玉米油等食用油；富含 ω-3 的食物有深海鱼、橄榄油和亚麻子油
坏脂肪	饱和脂肪酸 →	饱和脂肪酸也就是动物性脂肪，常温下呈固态，如肥肉
	反式脂肪酸 →	反式脂肪酸主要存在于点心、蛋糕、油条、饼干、人造奶油、油炸食品等食物中

β - 葡聚糖，强大的自由基清除剂

β - 葡聚糖有强大的清除自由基功能，可以帮助软化血管。同时还能减低血液中的低密度脂蛋白胆固醇，提高高密度脂蛋白胆固醇，减少血脂异常的发生。

β - 葡聚糖主要来源于新鲜的食品如啤酒酵母、燕麦、食用菌等，燕麦是生活中最方便购买食用的。

燕麦中含有 β - 葡聚糖，达到一定水平才能发挥燕麦的保健作用。一般情况下，葡聚糖含量越高，黏性越大，效果越明显。另外还要保证这种黏性能溶出，不能"藏"在燕麦粒里面。因此，把燕麦煮成粥是最佳的选择。早上起来一碗燕麦粥不仅有利于血液健康，而且一天所需的粗粮也能摄入大部分了，再稍微加一点其他粗粮就不用担心粗粮摄入量不够了。

"钾"是血管的保健剂

钾是维持生命，保持身体健康所必需的矿物质，钾在人体中的含量非常少，但影响很大，它能够阻断血管紧张素所致的血压升高，促进排尿，发挥降压作用，进而可预防心血管疾病。但是，钾不能储存在体内，人体所需的钾必须通过每天摄取才能得到补充，成人每日需要从食物中获得 2000 毫克钾，才能满足身体健康的需要。

2000 毫克钾一日摄取来源	30 克黄豆（451 毫克钾）+50 克小米（142 毫克钾）+100 克牛肉（216 毫克钾）+100 克菠菜（311 毫克钾）+100 克油菜（210 毫克钾）+100 克香蕉（256 毫克钾）+80 克鲅鱼（296 毫克钾）+48 克海带（118 毫克钾）

食物选择

宜选用的食物

大米、面粉、燕麦、玉米等；白菜、菠菜、生菜、油菜等绿叶蔬菜及番茄、茄子、冬瓜、黄瓜、苦瓜等蔬菜；各种新鲜水果；木耳、银耳、香菇、海带、紫菜等菌藻；低脂奶、脱脂奶及低脂奶酪等；畜瘦肉、去掉肉皮和肥肉的禽肉、鱼、虾及鸡蛋清等。

少吃或不吃的食物

肥肉、炸鸡腿等油脂含量较高的食物；动物内脏、蛋黄、鱿鱼、蟹黄等富含胆固醇的食物；香肠、火腿、午餐肉等加工肉食；咸菜、咸鱼、咸蛋、腊肉、腊鱼等盐腌食物；蛋糕、蜜饯、冰激凌、甜饮料等甜食。

降压这样吃

虾肉馄饨

材料 馄饨皮300克，虾仁150克，韭菜100克，紫菜5克。

调料 香菜末、葱末各10克，盐2克，花椒粉1克，料酒、生抽各3克，香油少许。

做法

1. 韭菜择洗干净，切末；虾仁挑去虾线，洗净，剁成虾泥，加韭菜末、葱末、花椒粉、料酒、生抽、香油，朝一个方向搅打至上劲，制成馄饨馅。

2. 取馄饨皮，包入适量馄饨馅，制成馄饨生坯；取碗，放入盐、香菜末、紫菜、香油。

3. 汤锅置火上，倒入适量清水烧沸，放入馄饨生坯煮开后再煮8~10分钟，连汤盛入碗中即可。

烹饪小帮手 馄饨皮包入馅料封口时，宜在面皮的捏口处涂少许清水，这样面皮会捏合得比较牢，煮的过程中不易散开。

低盐肉松

材料 猪里脊肉500克。

调料 姜片、葱段、酱油、料酒各5克，盐1克，白糖、花椒粉各3克，茴香、桂皮少许。

做法

1. 猪里脊肉洗净，切条，放入沸水中焯去血水，捞出。

2. 汤锅置火上，放入焯好的猪肉、酱油、盐、白糖、姜片、葱段、料酒、茴香、桂皮和没过锅中食材的清水大火煮沸，转小火煮至猪肉熟烂，捞出，沥干水分。

3. 无油炒锅放火上烧热，下入猪肉用小火翻炒，炒至肉脱水、肉丝散碎、颜色成灰黄色，关火，撒上花椒粉拌匀即可。

烹饪小帮手 可以一次多做些，放在密闭的容器中保存，随吃随取。

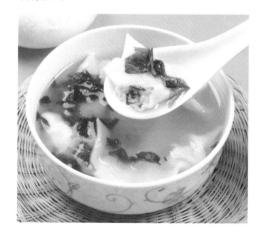

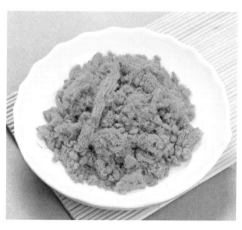

菠菜土豆肉末粥

材料 大米80克，菠菜、土豆、猪瘦肉各50克。

调料 盐2克，香油少许。

做法

1. 土豆洗净，蒸熟，去皮，碾成土豆泥；猪瘦肉洗净，煮熟，剁成肉末；菠菜择洗干净，用沸水焯烫1分钟，捞出，攥去多余水分，切末；大米淘洗干净。

2. 锅置火上，倒入适量清水烧开，下入大米煮至米粒熟烂的稀粥，加土豆泥、肉末、菠菜末略煮，加盐和香油调味即可。

烹饪小帮手 土豆泥也可以换成熟的胡萝卜泥或南瓜泥。

豆腐脑

材料 内酯豆腐1盒，牛瘦肉50克，胡萝卜25克，水发木耳20克。

调料 葱花5克，酱油3克，盐2克，水淀粉少许。

做法

1. 牛瘦肉洗净，剁成肉末；胡萝卜洗净，切丝；水发木耳择洗干净，切丝；内酯豆腐倒入蒸碗中，放入烧开的蒸锅蒸8分钟，取出，倒掉蒸汁。

2. 锅置火上，倒油烧至六成热，炒香葱花，放入肉末煸熟，倒入胡萝卜丝、木耳丝翻炒均匀，加适量清水，淋入酱油烧沸，加盐调味，加水淀粉勾芡，浇在豆腐上即可。

烹饪小帮手 浇芡汁前最好倒掉碗中的蒸汁，不然会减淡芡汁的味道。

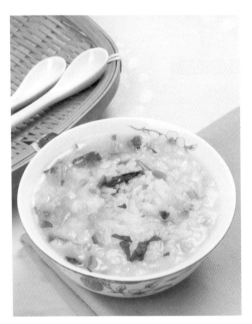

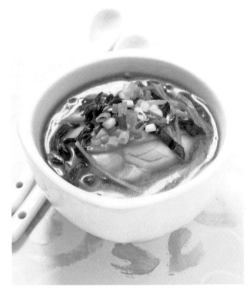

自我简易按摩调养

摩擦头皮

患者取坐位或卧位，操作者用双手摩擦患者的头皮，手法宜轻而柔，每次摩擦 10 分钟。此法对脑卒中伴有失眠心慌、肢体麻木、血压不稳者，均有较明显的改善作用。急性期不适用。恢复期或后遗症期可用。

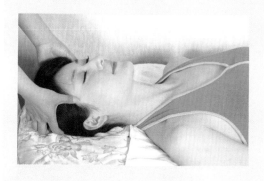

掐手

操作者一手托住患者的手背，用另一手的大拇指和食指的指甲掐患者的掌根、掌心、大小鱼际、各指节和指尖的部位。掐完上述部位后再用双掌对揉这些部位。此法具有通经、活血的功效，有助于中风患者病残手的功能康复。

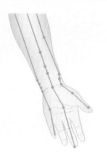

搓脚

患者取坐位，先用大拇指从患者脚后跟的部位向脚心部位抹、掐到脚趾尖端，然后用大拇指和食指的指甲掐患者的脚掌部位，连续掐数次，然后用大拇指和食指的指甲掐脚趾数遍，最后用手掌揉搓脚面。此方法具有行气活血、通经活络的功效，有助于改善脑卒中患者的脚部血液循环。

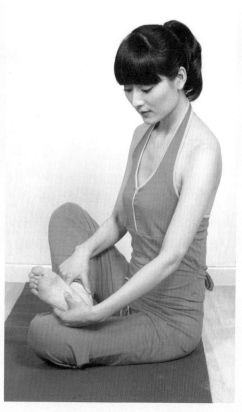

高血压合并肥胖

控制并逐渐减少总热量的摄入

高血压和肥胖如影随形，肥胖者患高血压的概率是正常体重者的 2~4 倍。当肥胖与高血压并存时，容易并发血脂异常、糖尿病、动脉硬化等，控制并逐渐减少总热量的摄入是取得并保持理想减肥效果的必要保证。

每天热量的摄入量宜控制在 1200~1600 千卡，保证每日摄入的总热量低于消耗量。同时要多吃新鲜的蔬菜、水果等低热量食物，减少吃高热量食物，如奶油、巧克力、面包、腊肠、饼干、方便面等。但是要注意主食是基础，任何人都不能不吃主食，可以在总热量范围内适当减少主食量，同时增加蔬菜的摄入量。

多吃富含膳食纤维和维生素的食物

多吃水果、蔬菜、谷物类等含膳食纤维较高的食物，膳食纤维具有降低血液中胆固醇水平的作用。多吃富含维生素的食物，可增强血管弹性，防止血管硬化，改善血液循环。富含维生素的食物有橙子、猕猴桃、枣、草莓、番茄、圆白菜、苦瓜、西蓝花、菠菜等。

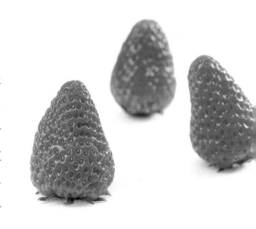

细嚼慢咽，延长用餐时间

高血压合并肥胖患者进食时要细嚼慢咽，每餐进餐时间不少于 20 分钟，尽量不要与饭量较大或吃饭速度较快的人一起吃饭。细嚼慢咽不仅能够消耗一定的热量，也能使饱感中枢发出正确指令，使人产生饱腹感，避免肥胖，同时有助于降低血压。

讲究进食顺序，不饥饿不过饱

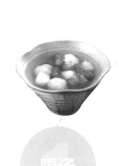

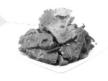
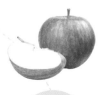

喝汤：润滑
肠道。

吃蔬菜：增加
饱腹感，减少
主食的摄入量。

吃烹调清淡的肉类：
吃完蔬菜再吃肉，
肉的摄入量会相应
减少。

餐后2小时吃
低糖水果。

食物选择

宜选用的食物

应常吃大豆及其制品、绿豆、红豆、燕麦片、高粱米、荷兰豆、四季豆、魔芋、绿豆芽、芹菜、生菜、竹笋、洋葱、蒜薹、萝卜、茭白、冬瓜、黄瓜、丝瓜、金瓜、西葫芦、大白菜、番茄、茄子、蘑菇、木耳、香菇、山楂、苹果、梨、猕猴桃、畜瘦肉、去皮禽肉、牛奶、鱼、虾、蟹、海带、海蜇等。

不选或少选的食物

油饼、油条、甜点、糖果、蜜饯、肥肉、肥禽、动物油、腌制品、冰激凌、巧克力、黄油、奶油、油炸食品、罐头食品等。

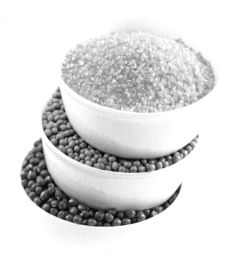

降压这样吃

糙米豆粥

材料 糙米30克，大米50克，红豆、绿豆各20克。

做法

1. 糙米、红豆、绿豆分别淘洗干净，用清水浸泡3小时；大米淘洗干净，浸泡半小时。
2. 锅置火上，倒入适量清水烧开，下入糙米、大米、红豆、绿豆，大火煮开后转小火煮至米粒熟烂的稀粥即可。

> **烹饪小帮手** 糙米口感较粗，蒸米饭或煮粥时，最好和大米搭配食用，这样口感会好一些。

鲜蒸白菜心

材料 嫩白菜心250克，干木耳2朵，海米5克。

调料 葱丝、姜丝各10克，料酒5克，盐2克，香油少许。

做法

1. 木耳用清水泡发，择洗干净，切丝；海米洗净，用清水泡软；白菜心冲洗干净，切成三段。
2. 取耐热的碗，放入白菜心段，放上木耳丝、海米、葱丝和姜丝，加料酒、50克清水及少许泡海米的水，搅拌均匀，送入烧开的蒸锅，大火蒸15分钟，取出，加盐调味，淋上香油即可。

> **烹饪小帮手** 用淘米水泡发出的木耳口感更加脆嫩，而且易泡发得更充分，朵大。

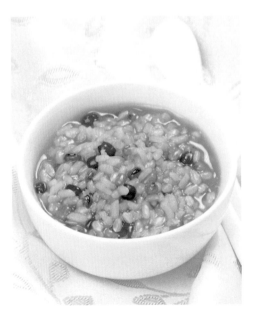

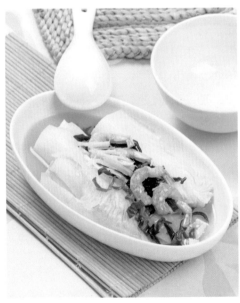

沙锅炖豆腐

材料 豆腐250克，猪瘦肉50克，鲜香菇3朵。

调料 葱花10克，盐2克，酱油3克，香油少许。

做法

1. 豆腐洗净，切块；猪瘦肉去净筋膜，洗净，煮熟，捞出，切片；鲜香菇择洗干净，用沸水焯烫3~5分钟，捞出，切片。

2. 沙锅置火上，放入豆腐块和清水，大火烧开，转小火煮5~8分钟，下入猪瘦肉片、香菇片略煮，加盐和酱油调味，撒上葱花，淋上香油即可。

烹饪小帮手 豆腐最好选质感硬一些的北豆腐，南豆腐比较嫩，易被炖碎。

凉拌豆芽鸡丝

材料 绿豆芽250克，鸡胸肉100克。

调料 蒜末、葱末、香菜末、醋各5克，盐2克，香油少许。

做法

1. 绿豆芽择洗干净，用加入醋的沸水焯烫至断生，捞出，过凉，沥干水分；鸡胸肉洗净，煮熟，捞出，撕成丝。

2. 取盘，放入焯好的绿豆芽和熟鸡丝，加盐、香油、蒜末、葱末、香菜末搅拌均匀即可。

烹饪小帮手 在焯绿豆芽的水中加一些醋，能减淡绿豆芽的豆腥味。

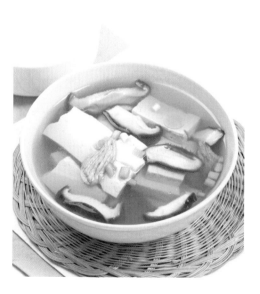

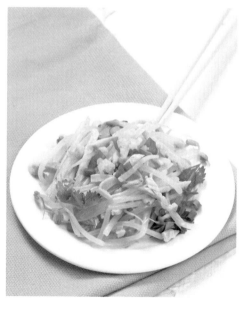

自我简易按摩调养

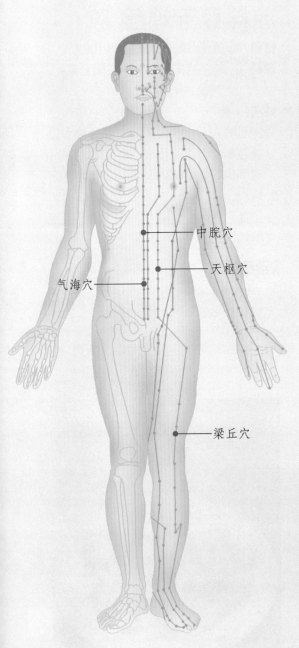

中脘穴

天枢穴

气海穴

梁丘穴

点按中脘穴

中脘穴位于上腹部，前正中线上，当脐中上 4 寸。进食前用双手食指指腹点按中脘穴 100 次，具有控制食欲的作用，能有效控制体内脂肪含量，达到减肥瘦身的目的。

揉天枢穴

天枢穴位于肚脐左右两拇指宽处。睡前用双手食指指端同时回环揉动天枢穴 100 次，逆时针和顺时针方向各重复一次。经常按摩此穴，有益肠道健康，清除肠道内累积的宿便，轻松赶走堆积在腹部的赘肉。

点按气海穴

取穴时，可采用仰卧的姿势，该穴位于人体的下腹部，直线连结肚脐与耻骨上方，将其分为十等分，从肚脐3/10 的位置，即为此穴。多按揉此穴，能促进肠胃蠕动，帮助消除腹部多余的脂肪，起到减肥的作用。

点按梁丘穴

从膝盖骨右端，约 3 个手指左右的上方即为此穴。坚持每天按揉梁丘穴，调整人的身体的代谢功能和内分泌功能，促进脂肪分解，达到减肥降脂的效果。

第5章

4周改善高血压饮食方案

高血压患者可通过低热量、低脂、低盐、低糖、高膳食纤维的平衡膳食，通过4周28天循序渐进地调理身体，平稳降低血压。

4周科学饮食
可以改善高血压

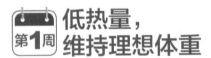 **第1周 低热量，维持理想体重**

饮食低热量，有助病情稳定

低热量饮食能够有效地帮助体重控制不佳的高血压患者减重，进而起到平稳血压和减少其他相关疾病的作用。所谓的低热量饮食即应限制高脂肪、高碳水化合物的食物，适量多吃些蔬菜和水果等低热量食物。

维持理想体重，低热量饮食不能少

低热量饮食通常会让摄入的热量小于消耗的热量，即入不敷出，这时人体内的脂肪会被"调动"起来提供热量，体重就会因此而减轻。高血压和肥胖是一对"好兄弟"，高血压患者中有50%的人是胖子，而肥胖人群中又有近一半的人是高血压。曾有临床观察显示，体重减少1千克，血压可下降约1毫米汞柱。

低热量饮食应长期坚持，不然会使减轻的体重很快恢复到原来水平，甚至更胖。此外，还应坚持适当的体力劳动和体育运动，更有助于收到较好的减肥效果。

中国居民膳食热量推荐摄入量
（单位：千克／日）

年龄／岁	劳动强度	男	女
18～49	轻体力活动	2400	2100
	中体力活动	2700	2300
	重体力活动	3200	2700
孕妇			+200
乳母			+500
50～59	轻体力活动	2300	1900
	中体力活动	2600	2000
60～69		1900	1800
70～79		1900	1700
80及以上		1900	1700

平衡膳食，均衡摄取各类食物

许多高血压患者身体都比较肥胖，只记着医生"清淡饮食、注意减肥"的叮嘱，一些人干脆做了素食主义者。其实，这样不仅对稳定病情无益，而且对健康也不利，健康饮食关键在于平衡。

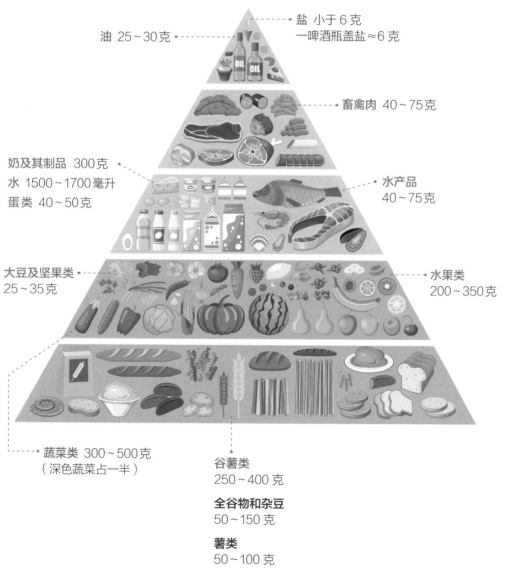

盐 小于6克
一啤酒瓶盖盐≈6克

油 25～30克

畜禽肉 40～75克

奶及其制品 300克
水 1500～1700毫升
蛋类 40～50克

水产品
40～75克

大豆及坚果类
25～35克

水果类
200～350克

蔬菜类 300～500克
（深色蔬菜占一半）

谷薯类
250～400克

全谷物和杂豆
50～150克

薯类
50～100克

注：图中食物推荐食用量来源《中国居民膳食指南（2016）》。

平衡膳食并不是指吃价钱昂贵的食物，也不是指吃得越多越好，而是要将一定量的不同食物搭配食用，使膳食中提供的营养素和人体所需的营养保持平衡。即使是身体肥胖的高血压患者，膳食中也应该包括一定的动物性食物，因为鸡蛋、牛肉、羊肉等动物蛋白质所含的氨基酸与人体的需求相符，是植物蛋白质不能替代的。

高血压患者应建立起正确的膳食观念，在限盐的前提下做到平衡膳食。每天都应该摄入一定量的谷物、水果、蔬菜和动物蛋白质等，可根据"中国居民平衡膳食宝塔"来规划自己的一日三餐。

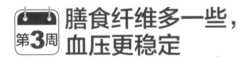

膳食纤维多一些，血压更稳定

膳食纤维虽好，摄入量应适宜

膳食纤维具有吸附钠的作用，可使人体内多余的钠随粪便排出体外，使体内钠的含量降低，从而辅助降血压。此外，膳食纤维能宽肠通便，预防便秘，防止便秘所引发的血压升高。

膳食纤维分为可溶性膳食纤维和不溶性膳食纤维两大类。食物中常见的可溶性膳食纤维来源于水果的果胶、海藻的藻胶、豆类的豆胶等；常见的不溶性膳食纤维来源于谷类的外皮以及植物的叶和茎。

高血压患者每日所摄取的膳食纤维应不低于 25 克。但膳食纤维的摄入也不是越多越好，过多的膳食纤维，会影响钙、铁、锌和一些维生素的吸收。

限制脂肪、胆固醇摄入，预防并发症

低脂、低胆固醇饮食，预防多种并发症

世界卫生组织建议高血压患者要限制含动物脂肪及胆固醇食物的摄入量。这是因为动物油脂、脑髓、内脏、蛋黄等食物中脂肪及胆固醇的含量较高，摄入后可明显升高血脂，使脂质沉积于动脉血管壁内，从而加速动脉粥样硬化的发展，使血管弹性减弱，升高血压。所以，高血压患者应严格限制脂肪和胆固醇的摄入量。

富含不饱和脂肪酸的甲鱼、深海鱼等，高血压患者可适量食用，能在一定程度上起到降血脂和降胆固醇的作用。

一味远离脂肪不可取

高血压患者每天脂肪的摄入量宜在 40～50 克，如果长期素食一味地远离脂肪食物，会导致低胆固醇血症，更会增加心血管疾病的发病率，比如脑卒中。

改善高血压的不同热量食谱推荐

第1周

低热量，维持理想体重

№1 热量约 1500 千卡 / 日

	早餐	午餐	晚餐
周一	麻酱花卷（面粉50克、麻酱5克），拌豆腐（豆腐100克、香油2克），番茄100克	大米饭（大米50克），清炒绿豆芽（绿豆芽200克、植物油4克），苦瓜烩鸡片（苦瓜200克、鸡肉100克、植物油4克）	紫米粥（紫米25克、大米25克），扒茄条（茄子100克、植物油4克），蔬菜沙拉（生菜100克、胡萝卜50克、黄瓜50克）
周二	豆浆250克，发糕（面粉35克、玉米面15克），拌海带丝（水发海带结100克、香油2克）	红豆米饭（大米80克、红豆20克），焖平鱼（平鱼200克、植物油2克），茄汁菜花（番茄50克、菜花250克、植物油4克）	馒头（面粉75克），腐竹拌黄瓜（腐竹20克、黄瓜200克、香油3克），木耳炒洋葱（洋葱100克、木耳10克、猪瘦肉50克、植物油3克）
周三	牛奶240克，煮鸡蛋1个，香菇肉丝面（挂面50克、猪瘦肉50克、鲜香菇2朵、香油3克），豆腐丝拌芹菜（芹菜100克、豆腐丝25克、香油3克）	馒头50克（熟重），油菜平菇汤（油菜75克、平菇75克、香油3克），豆芽炒韭菜（韭菜150克、绿豆芽50克、植物油3克）	玉米饭（大米35克、玉米粒15克），鱼丝炒柿子椒（柿子椒100克、草鱼肉80克、植物油3克），豆腐烧虾（豆腐50克、虾肉50克、植物油3克），黄瓜50克

	早餐	午餐	晚餐
周四	饼干35克，盐水虾（青虾80克），牛奶240克	米饭（大米50克），拌绿豆芽（绿豆芽200克、香油4克），鸡片炒莴笋（莴笋200克、鸡胸肉100克、植物油3克）	紫米粥（紫米25克、大米25克），扒茄条（茄子100克、植物油4克），蔬菜沙拉（西蓝花50克、番茄50克、白菜叶50克）
周五	玉米面发糕（面粉30克、玉米面10克），紫菜黄瓜汤（黄瓜100克、紫菜3克、香油3克）	燕麦饭（大米50克、燕麦片25克），牛肉炒韭菜（韭菜100克、牛瘦肉75克、植物油3克），香菇白菜（香菇50克、白菜150克、植物油3克）	绿豆米饭（大米45克、绿豆15克），香菜拌豆腐（北豆腐100克、香菜5克、香油3克），番茄炒菜花（菜花100克、番茄50克、植物油3克）
周六	花卷100克（熟重），黑米粥（黑米25克），炝黄瓜（黄瓜200克、豆腐干60克、香油3克）	蒸米饭200克（熟重），草鱼炖豆腐（草鱼块150克、豆腐100克、植物油3克），麻酱拌茄子（紫色长茄子150克、芝麻酱3克）	面片汤（面片80克、鲜贝30克、香油3克），海米拌苦瓜（苦瓜200克、水发海米20克、香油3克） 加餐：杏100克
周日	花卷75克，豆浆250克，黄瓜炒鸡蛋（黄瓜100克、鸡蛋1个、植物油3克）	玉米面饼（玉米面100克、黄豆面10克），菠菜氽丸子（菠菜150克、猪瘦肉50克、香油3克），番茄100克	馅饼（面粉50克、韭菜100克），银耳鸭汤（银耳10克、鸭肉25克、香油3克）

№ 2 热量约 1700 千卡 / 日

	早餐	午餐	晚餐
周一	鲜豆浆250克，花卷（面粉25克），炒蒜薹（蒜薹50克、植物油3克），卤豆腐干25克	烧饼（面粉100克），鲢鱼丝瓜汤（鲢鱼100克、丝瓜150克、植物油4克），虾皮炒韭菜（虾皮10克、韭菜50克、植物油3克） 加餐：梨100克	米饭（大米100克），萝卜烧肉（白萝卜100克、猪瘦肉50克、植物油4克），炒豇豆（豇豆150克、植物油3克） 加餐：牛奶100克
周二	牛奶250克，无糖蛋糕（面粉25克），菠菜炒鸡蛋（菠菜100克、鸡蛋1个、植物油4克），盐水花生（花生米25克）	红豆米饭（大米60克、红豆40克），豆干炒西葫芦（西葫芦150克、豆腐干75克、木耳3克、植物油4克），瓜片汤（黄瓜150克、猪瘦肉末50克、香油4克）	馒头（面粉100克），酸菜鱼（酸菜100克、黑鱼75克、植物油4克），炒空心菜（空心菜100克、植物油4克） 加餐：桃100克
周三	豆浆200克，包子（面粉75克、猪瘦肉50克、茴香100克、香油3克） 加餐：葡萄100克	荞麦米饭（大米75克、荞麦25克），红烧鲤鱼（鲤鱼100克、植物油4克），炒茼蒿（茼蒿100克、植物油3克）	花卷（面粉75克），番茄豆腐汤（番茄100克、豆腐50克、香油3克），烧茄子（茄子200克、柿子椒50克、猪瘦肉25克、植物油5克）
周四	奶香麦片粥（牛奶240克、燕麦片25克），馒头片35克（熟重），茶鸡蛋1个 加餐：番茄100克	米饭260克（熟重），茭白烧肉（茭白100克、鸡肉50克、植物油5克），白菜炒木耳（白菜150克、干木耳10克、植物油5克）	小窝头75克（熟重），二米粥（大米40克、小米10克），肉炒芥蓝（芥蓝200克、猪瘦肉50克、植物油5克），豆腐丝拌黄瓜（黄瓜100克、豆腐丝25克、植物油5克）

	早餐	午餐	晚餐
周五	豆浆200克，蒸饺（面粉75克、鸡蛋清1个、韭菜150克、香油3克）加餐：猕猴桃100克	绿豆米饭（大米75克、绿豆25克），香菇烧肉（猪瘦肉50克、鲜香菇25克、胡萝卜25克、植物油4克），炒苋菜（苋菜300克、植物油3克）	发面饼（面粉100克），豆干炒圆白菜（圆白菜100克、豆腐干50克、植物油4克），口蘑烧油菜（口蘑50克、油菜200克、植物油4克）
周六	无糖酸奶125克，面包片100克（熟重），番茄150克加餐：橘子100克	米饭（大米100克），拌扁豆（扁豆150克、香油3克），炒莴笋（莴笋150克、豆腐干75克、木耳10克、植物油4克）加餐：香蕉1根（约100克）	馒头（面粉75克），黄瓜拌海蜇（黄瓜150克、海蜇皮100克、香油4克），油菜烧肉（油菜100克、猪瘦肉50克、鲜香菇50克、植物油4克）
周日	牛奶240克，发面饼（面粉75克），黄瓜拌豆干（黄瓜150克、豆腐干100克、香油3克）	糙米饭（大米75克、糙米25克），鲫鱼汤（鲫鱼100克、植物油4克），烧南瓜（南瓜250克、植物油4克）	过水面（挂面75克），洋葱烧肉（洋葱150克、猪瘦肉50克、植物油4克），拌菠菜（菠菜200克、香油3克）

№ 3 热量约 1900 千卡 / 日

	早餐	午餐	晚餐
周一	花卷50克（熟重），大米粥25克，拍黄瓜（黄瓜100克、香油5克），熟鸡蛋1个（约60克） 加餐：苏打饼干25克	米饭125克，牛肉炒芹菜（芹菜200克、牛瘦肉50克、植物油5克），番茄汤（番茄200克、植物油5克） 加餐：橘子100克	荞麦肉丝面（荞麦面条100克、猪肉丝50克），豆干炒油菜（油菜100克、豆腐干50克、木耳少许、香油5克） 加餐：蒸鲜玉米100克
周二	鲜豆浆250克，葱花卷（面粉75克），拌海带黄瓜丝（黄瓜75克、水发海带25克、香油5克）	燕麦饭（大米100克、燕麦片25克），清蒸鸭（鸭肉100克、植物油6克），素炒空心菜（空心菜200克、植物油6克），紫菜虾皮汤（紫菜2克、虾皮10克、香油5克）	发面饼（面粉100克），小白菜肉丸汤（小白菜150克、猪瘦肉50克、香油5克），鸡蛋炒丝瓜（丝瓜150克、鸡蛋2个、植物油6克）
周三	牛奶240克，麻酱花卷150克（熟重），鹌鹑蛋3个（带壳约30克），生番茄100克	葱花饼150克（熟重），鸡肉炒韭菜（韭菜200克、鸡胸肉50克、植物油6克），冬瓜汤（冬瓜150克、香油5克）	米饭260克（熟重），白萝卜烧肉（白萝卜100克、猪瘦肉50克、植物油6克），豆干炒油菜（油菜100克、豆腐干50克、植物油5克）
周四	鲜豆浆250克，馒头（面粉75克），拌芹菜（芹菜50克、香油5克）	米饭（大米150克），土豆炖牛肉（土豆100克、牛肉75克、植物油5克），拌甘蓝（紫甘蓝50克、香油5克） 加餐：猕猴桃100克	花卷（面粉100克），豆干炒韭菜（韭菜100克、豆腐干75克、植物油5克），冬瓜汤（冬瓜50克、香油5克）

	早餐	午餐	晚餐
周五	鲜牛奶250克，花卷（面粉75克），柿子椒拌豆干（柿子椒75克、豆腐干25克、香油7克），熟鸡蛋1个（约60克）	二米饭（大米75克、小米50克），肉片熘苦瓜（猪瘦肉50克、苦瓜100克、植物油7克），番茄烧茄子（茄子100克、番茄50克、植物油7克）	馒头（面粉100克），鲜蘑炖鸡（鲜蘑50克、家养鸡100克、植物油7克），素炒莴笋（莴笋200克、植物油7克）
周六	无糖酸奶200克，发面饼（面粉75克），拌菠菜（菠菜50克、香油5克）	米饭（大米150克），西芹拌百合（西芹100克、百合10克、香油5克），清蒸武昌鱼（武昌鱼100克、植物油5克） 加餐：杏100克	花卷（面粉125克），炖排骨冬瓜（冬瓜100克、排骨50克、植物油5克），鸡蛋炒小白菜（小白菜150克、鸡蛋1个、植物油5克）
周日	牛奶250克，花卷（面粉75克），炝豆芽（绿豆芽75克、香油5克）	葱花饼（面粉125克），炒茼蒿（茼蒿200克、植物油5克），豆腐炖鱼（豆腐50克、鲢鱼50克、植物油5克） 加餐：橘子100克	米饭（大米100克），萝卜烧牛肉（白萝卜150克、牛肉100克、植物油5克），炒茄子（茄子150克、植物油5克）

第2周

平衡膳食，均衡摄取各类食物

№ 1 热量约 1500 千卡 / 日

	早餐	午餐	晚餐
周一	豆浆 400 克，麻酱烧饼 100 克（熟重），番茄 50 克	二米饭（大米 50 克、小米 35 克），菠菜鸡丸汤（菠菜 150 克、熟鸡肉丸 50 克、植物油 2 克），清炒茄子（茄子 150 克、植物油 3 克）加餐：苹果 100 克	馒头 35 克（熟重），红豆粥（大米 15 克、红豆 10 克），胡萝卜烧菜花（菜花 100 克、胡萝卜 20 克、植物油 5 克），海带拌豆腐丝（水发海带 50 克、豆腐丝 75 克、香油 2 克），烧鲜蘑（鲜蘑菇 150 克、西葫芦 50 克、植物油 5 克）加餐：苏打饼干 25 克
周二	花卷 50 克（熟重），豆浆 300 克，拍拌黄瓜（黄瓜 100 克，香油 2 克）	米饭 75 克（熟重），韭菜炒虾仁（韭菜 100 克、鲜虾仁 50 克、植物油 9 克），香菇炒白菜（香菇 30 克，白菜 100 克）	馒头 75 克（熟重），肉丝炒茼蒿（茼蒿 150 克、猪瘦肉 50 克、植物油 9 克），生番茄 1 个（150 克）
周三	花卷（面粉 50 克），鲜牛奶 250 克，柿子椒拌豆腐丝（柿子椒 50 克、豆腐丝 25 克、香油 3 克）	米饭（大米 50 克），西葫芦炒肉（西葫芦 100 克、猪瘦肉 50 克、植物油 2 克），香菇菜心（香菇 15 克、油菜心 150 克、植物油 2 克）紫菜虾皮汤（虾皮 5 克、紫菜 2 克、番茄 25 克、香油 2 克）	发面饼（面粉 50 克），肉末雪里红豆腐（牛瘦肉 25 克、雪里蕻 50 克、豆腐 50 克、植物油 4 克），蒜蓉冬瓜（冬瓜 150 克、香油 2 克）

	早餐	午餐	晚餐
周四	烧饼（面粉50克），鲜豆浆250克，拌白菜心（白菜心100克、植物油2克）	葱花卷（面粉75克），菠菜丸子汤（猪瘦肉50克、菠菜150克、植物油3克），拌豆芽（绿豆芽100克、香油2克），黄瓜炒鸡蛋（黄瓜50克、鸡蛋1个、植物油3克）	米饭（大米50克），莴笋炒豆干（莴笋150克、豆腐干50克、植物油2克），蒜泥海带（水发海带丝50克、香油2克），冬瓜汤（冬瓜75克、紫菜2克、植物油2克）加餐：牛奶240克
周五	小馒头（面粉50克），鲜牛奶250克，拌菠菜（菠菜100克、香油2克）	米饭（大米80克），清炒圆白菜（圆白菜200克、植物油3克），黄瓜汤（黄瓜50克、紫菜2克、香油2克）	米饭（大米70克），柿子椒炒肉（柿子椒150克、牛瘦肉50克、植物油3克），豆腐拌芹菜丝（芹菜100克、豆腐丝25克、香油2克）
周六	包子（面粉50克、鸡蛋1个、茴香50克、植物油2克），豆腐脑200克	米饭（大米75克），鱼烧豆腐（带骨平鱼40克、豆腐50克、植物油5克），韭菜炒豆芽（韭菜150克、绿豆芽200克、植物油3克）	玉米面发糕（玉米面12克、面粉13克），番茄面（挂面25克、番茄50克、香油2克），烧菜花（菜花150克、胡萝卜20克、植物油4克），海米炒圆白菜（圆白菜100克、海米5克、植物油4克）
周日	花卷75克（熟重），牛奶240克，清炒芥蓝（芥蓝100克、植物油2克）	米饭（大米75克），炒苋菜（苋菜200克、植物油2克），葱烧海参（水发海参200克、植物油5克），萝卜丝虾皮汤（白萝卜100克、虾皮5克、香油2克）	馒头75克（熟重），红烧鸡块（鸡肉25克、胡萝卜20克、植物油3克），香菇烧丝瓜（丝瓜150克、干香菇5克、植物油3克），白菜豆腐汤（白菜150克、豆腐25克、植物油3克）

	早餐	午餐	晚餐
周一	奶香麦片粥（牛奶250克、燕麦片25克），小窝头35克（熟重），熟鸡蛋1个（约60克），生番茄100克	米饭260克（熟重），柿子椒炒鸡丁（柿子椒100克、鸡胸肉50克、植物油5克），木耳白菜汤（白菜150克、干木耳10克、植物油5克）	花卷75克（熟重），荞麦粥（大米40克、荞麦10克），韭菜炒肉（韭菜200克、猪瘦肉50克、植物油5克），莴笋炒豆干（莴笋100克、豆腐干75克、植物油5克）
周二	汤面（挂面50克、油菜100克、香油3克），拌黄瓜（黄瓜50克、豆腐干35克、香油3克）	包子（面粉100克、猪肉50克、香油3克），黑米粥（黑米25克），炒三丁（黄瓜50克、莴笋50克、胡萝卜25克、植物油4克）	米饭260克（熟重），洋葱炒牛肉（洋葱150克、牛瘦肉50克、植物油4克），海米冬瓜汤（海米5克、冬瓜100克、香油3克），卤豆腐干50克
周三	牛奶250克，馒头片75克（熟重），带心玉米棒200克，拌苦瓜（苦瓜100克、香油4克）	发面饼105克（熟重），玉米面粥（玉米面25克），茭白烧肉（茭白150克、猪瘦肉50克、植物油4克），凉拌海带（水发海带100克、白菜心150克、香油3克）	米饭130克（熟重），花卷75克（熟重），小白菜鸡蛋汤（小白菜150克、豆腐50克、鸡蛋1个、植物油4克），烧菜花（菜花70克、番茄150克、干木耳10克、植物油4克）
周四	豆浆400克，全麦面包110克（熟重），凉拌菜（紫甘蓝100克、番茄50克、香油3克）	米饭260克（熟重），白萝卜烧鸡肉（白萝卜100克、鸡胸肉50克、植物油4克），瓜片汤（黄瓜50克、鲜贝40克、香油3克）	小米粥（小米50克），包子（面粉50克、牛瘦肉25克、香油3克），炝芹菜（芹菜100克、干腐竹20克、香油3克），木耳烧白菜（白菜150克、干木耳10克、植物油4克）

	早餐	午餐	晚餐
周五	牛奶250克，葱花卷75克（熟重），鲜蘑油菜（油菜150克、鲜蘑50克、植物油3克），柚子200克（带皮）	发面饼105克（熟重），拌菠菜200克、香油3克），酸辣海带（水发海带100克、植物油4克）	米饭260克（熟重），黄瓜炒鸡蛋（黄瓜50克、鸡蛋1个、胡萝卜25克、植物油4克），小白菜汤（小白菜100克、海米5克、豆腐50克、香油3克）
周六	豆浆400克，苏打饼干75克（熟重），拌柿子椒丝（柿子椒150克、香油3克）	烙饼160克（熟重），韭菜炒虾（韭菜100克、青虾40克、植物油3克），油菜豆腐汤（油菜150克、南豆腐100克、植物油3克） 加餐：葡萄100克	小米粥（小米25克），包子（面粉75克、牛瘦肉50克、胡萝卜20克、香油3克），黄瓜拌魔芋（魔芋100克、黄瓜20克、香油3克）
周日	牛奶250克，蒸蛋羹（鸡蛋1个），馒头片75克（熟重），炒西葫芦（西葫芦150克、植物油3克）	米饭260克（熟重），鲫鱼豆腐汤（鲫鱼80克、南豆腐50克、植物油4克），清炒芥蓝（芥蓝150克、香油3克）	饺子（面粉100克、猪瘦肉80克、香油3克），蒜香空心菜（空心菜200克、植物油3克）

№3 热量约 1900 千卡 / 日

	早餐	午餐	晚餐
周一	牛奶250克，燕麦粥（燕麦片25克），玉米面发糕105克（熟重），生番茄50克。	米饭200克（熟重），萝卜牛肉汤（白萝卜150克、牛肉50克、植物油5克），炒菠菜（菠菜250克、植物油4克）	葱花卷（面粉100克），小米粥（小米25克），炒素丁（黄瓜50克、莴笋丁50克、豆腐干50克、胡萝卜20克、植物油6克），冬瓜烧鲜虾（冬瓜150克、鲜虾80克、香油5克）
周二	花卷50克（熟重），鸡蛋面（挂面50克、鸡蛋1个、小白菜100克、香油4克）	米饭330克（熟重），芹菜肉末（芹菜150克、柿子椒100克，牛瘦肉25克、植物油5克），双色豆腐汤（豆腐50克、鸭血豆腐50克、香油4克）	烙饼（面粉100克），二米粥（大米加小米共25克），鸭肉炒韭菜（韭菜150克、鸭肉50克、植物油4克），香椿拌豆芽（香椿末50克、绿豆芽100克、香油3克） 加餐：豆浆400克
周三	牛奶250克，馒头片150克（熟重），拍黄瓜（黄瓜100克、香油4克）	包子（面粉100克、肉末50克、白菜100克），黑米粥（黑米25克），木耳圆白菜（圆白菜250克、干木耳10克、植物油4克）	米饭200克（熟重），油菜烧虾（油菜200克、青虾80克、植物油4克），拌双色萝卜（白萝卜80克、胡萝卜20克、植物油4克）
周四	麻酱花卷75克（熟重），馄饨（面粉50克、猪瘦肉25克、香油3克），拌苦瓜（苦瓜100克、香油3克）	热汤面（面条175克、炒小白菜150克、香油3克），红烧萝卜块（白萝卜150克、香油3克）	米饭260克（熟重），炖酸菜（酸菜250克、冻豆腐100克、植物油5克），柿子椒烧虾（柿子椒100克、青虾40克、植物油3克）

	早餐	午餐	晚餐
周五	牛奶240克，玉米面发糕150克（熟重），拌萝卜丝（白萝卜100克、香油4克），熟鸡蛋1个（约60克）	米饭330克（熟重），蒜香茼蒿菜（茼蒿400克、大蒜20克），香菇烧白菜（白菜200克、干香菇5克、植物油4克）	馒头150克（熟重），玉米面粥（玉米面25克），带骨熟鸡肉50克，芹菜烧木耳（芹菜200克、干木耳10克、植物油4克），拌海带（水发海带150、绿豆芽50克、香油4克）
周六	豆浆250克，蒸饺（面粉100克、牛瘦肉50克、香油4克），炒韭菜（韭菜100克、植物油3克）	米饭275克（熟重），冬瓜鲜贝汤（冬瓜150克、鲜贝40克、香油3克），蚝油生菜（生菜250克、植物油4克）	烙饼105克（熟重），小米粥（小米25克），蒜香菠菜（菠菜200克、植物油3克），芹菜炒香菇（香菇200克、芹菜80克、植物油3克）
周日	牛奶240克，面包150克（熟重），生黄瓜100克	馒头105克（熟重），白菜烧带鱼（白菜200克、带骨带鱼180克、植物油5克），油菜口蘑汤（油菜100克、鲜口蘑20克、植物油5克）	米饭330克（熟重），番茄鸡蛋汤（番茄150克、鸡蛋1个、植物油5克），清炒油麦菜（油麦菜150克、植物油5克）

第3周

膳食纤维多一些，血压更稳定

№ 1 热量约 1500 千卡 / 日

	早餐	午餐	晚餐
周一	全麦面包 75 克，纯牛奶 240 克，卤鸡蛋 1 个（带壳 60 克），生番茄 100 克	水饺（面粉 75 克、猪肉末 50 克、芹菜 100 克、香油 3 克），香干烧白菜（白菜 150 克、香干 75 克、植物油 4 克），胡萝卜烧圆白菜（圆白菜 100 克、胡萝卜 20 克、植物油 4 克）	馒头 35 克，疙瘩汤（面粉 25 克、菠菜 30 克、香油 2 克），拌萝卜（心里美萝卜 100 克、香油 3 克），木耳炒莴笋（莴笋 150 克、干木耳 10 克、植物油 4 克），盐水虾（带壳青虾 80 克）
周二	馒头片 75 克，豆浆 400 克，拌豆芽（绿豆芽 100 克、香油 2 克）加餐：猕猴桃 100 克	炒饭（白米饭 125 克、黄瓜 50 克、胡萝卜 50 克、植物油 3 克），香菇烧芹菜（芹菜 200 克、鲜香菇 30 克、植物油 3 克），虾皮冬瓜汤（冬瓜 100 克、虾皮 3 克、香油 3 克）	鲜肉包（面粉 75 克、猪肉末 50 克），清炒西葫芦（西葫芦 150 克、植物油 3 克），凉拌海带丝（水发海带 100 克、香油 3 克），豆腐番茄汤（番茄 100 克、豆腐 50 克、香油 3 克）
周三	馒头 45 克（熟重），燕麦牛奶粥（牛奶 250 克、燕麦片 25 克），生黄瓜 100 克	拌荞麦面（生荞麦面条 105 克），菠菜汤（菠菜 150 克、植物油 5 克），豆干炒洋葱（洋葱 100 克、豆腐干 75 克、植物油 5 克）加餐：香蕉 100 克	花卷（面粉 50 克），大米粥（大米 30 克），炒三丝（肉丝 50 克、魔芋 100 克、柿子椒 20 克、胡萝卜 20 克、植物油 5 克），木耳炒菠菜（菠菜 150 克、干木耳 10 克、植物油 5 克）

	早餐	午餐	晚餐
周四	小窝头75克（熟重），豆浆400克，小葱拌豆腐（香葱50克、南豆腐100克、香油2克），熟鸡蛋1个（约60克）	薏米粥（大米15克、薏米10克），小包子（面粉75克、青虾40克、韭菜30克、香油3克），肉末芹菜（芹菜末100克、猪瘦肉末25克、植物油3克），炒茄子（茄子100克、植物油4克）	米饭（大米50克），海带炖排骨（水发海带100克、排骨50克、植物油3克），焖扁豆（扁豆150克、植物油3克），拌白萝卜丝（白萝卜100克、香油2克）
周五	黑面包75克（熟重），牛奶240克，酸辣海带丝（水发海带100克、香油2克），生番茄100克	烙饼80克，汤面（挂面30克、小油菜50克、香油2克），豆腐烧白菜（小白菜100克、猪瘦肉末50克、豆腐50克、植物油4克），口蘑烧冬瓜（鲜口蘑20克、冬瓜150克、植物油4克）	烧饼105克，玉米面粥（玉米面30克），洋葱烧肉（牛瘦肉50克、洋葱50克、植物油4克），香菇芹菜（干香菇5克、芹菜150克、植物油4克）
周六	鲜豆浆250克，糙米饭（大米35克、糙米10克），拌紫甘蓝（紫甘蓝50克、香油3克）	米饭（大米100克），炒三丁（柿子椒100克、茭白100克、鸡肉50克、植物油3克），油菜豆腐汤（油菜50克、豆腐50克、香油3克） 加餐：猕猴桃200克	燕麦饭（大米40克、燕麦片35克），青笋肉丝（青笋100克、猪瘦肉50克、植物油3克），鸡蛋丝瓜汤（丝瓜50克、鸡蛋清40克、植物油3克）
周日	全麦面包（全麦粉50克），纯牛奶250克，蒜泥茄子（茄子50克、香油3克）	荞麦米饭（大米75克、荞麦米25克），蒜薹炒肉（蒜薹50克、鸡胸肉50克、植物油3克），鱼丸冬瓜汤（鱼肉80克、冬瓜200克、植物油3克） 加餐：橘子100克	米饭（大米75克），炒西葫芦（西葫芦100克、猪瘦肉50克、植物油3克），蘑菇汤（鲜蘑菇50克、香油3克）

№ 2 热量约 1700 千卡 / 日

	早餐	午餐	晚餐
周一	馒头 75 克（熟重），燕麦粥（燕麦片 25 克），炒茼蒿（茼蒿 250 克、植物油 3 克），牛奶 250 克	米饭 260 克（熟重），柿子椒炒虾仁（柿子椒 100 克、胡萝卜 20 克、青虾 80 克、植物油 3 克），苋菜豆腐汤（苋菜 100 克、豆腐 100 克、海米 5 克、植物油 3 克）	玉米面发糕 75 克（熟重），大米粥（大米 25 克），香菇烧肉（鲜香菇 200 克、猪瘦肉 50 克、植物油 3 克），凉拌魔芋（魔芋 100 克、彩椒 25 克、胡萝卜 20 克、植物油 3 克）
周二	全麦面包 75 克（熟重），豆浆 400 克，菠菜炒鸡蛋（菠菜 200 克、鸡蛋 1 个、植物油 3 克）	荞麦米饭（大米 50 克、荞麦 25 克），炒韭菜（韭菜 100 克、鲜贝 80 克、植物油 4 克），黄瓜汤（黄瓜 100 克、海米 5 克、植物油 3 克）	花卷 35 克（熟重），馄饨（面粉 50 克、猪肉末 25 克、香油 3 克），豆腐烧肉（豆腐 100 克、猪瘦肉 25 克、植物油 4 克），拌海带（水发海带 100 克、豆芽 200 克、香油 3 克）
周三	小窝头 75 克（熟重），牛奶燕麦片粥（牛奶 250 克、燕麦片 25 克），拌莴笋（莴笋 150 克、豆腐干 75 克、香油 4 克）	黑米饭（大米 50 克、黑米 25 克），番茄烧茄子（茄子 150 克、番茄 50 克、植物油 5 克），排骨冬瓜汤（冬瓜 100 克、猪排骨 50 克、干香菇 5 克、植物油 4 克）加餐：苹果 100 克	烧饼 75 克（熟重），玉米粥（玉米糁 25 克），炝萝卜丝（白萝卜 100 克、胡萝卜丝 20 克、香油 4 克），白菜烧鲜蘑（白菜 150 克、鲜蘑 20 克、植物油 5 克），盐水虾（青虾 80 克）
周四	鲜豆浆 250 克，馒头片（面粉 50 克），烧丝瓜（丝瓜 50 克、香油 3 克），清蒸鲫鱼（鲫鱼 80 克）	米饭（大米 100 克），冬笋烧肉（冬笋 200 克、猪瘦肉 50 克、植物油 3 克），豆腐圆白菜汤（圆白菜 150 克、豆腐 50 克、香油 3 克）加餐：梨 100 克	花卷（面粉 75 克），炒三丝（白萝卜 200 克、青笋 50 克、鸡胸肉 50 克、植物油 3 克），紫菜海米汤（紫菜 5 克、海米 10 克、香油 3 克）加餐：橘子 100 克

续表

	早餐	午餐	晚餐
周五	葱花卷75克（熟重），牛奶240克，海米拌菠菜（菠菜100克、海米5克、香油4克）	热汤面（生面条105克、肉末25克、油菜100克、鸡蛋清80克、香油4克），肉炒茴香（茴香100克、猪瘦肉25克、植物油4克）	馒头75克（熟重），二米粥（大米、小米共25克），红烧鸡翅（鸡翅70克、干香菇5克、植物油4克），冬瓜烧海带（冬瓜200克、水发海带丝100克、植物油4克），卤豆腐干75克
周六	牛奶240克，米饭（大米50克），虾仁拌生菜（生菜100克、青虾80克、香油3克）	过水面（挂面100克），肉烧鲜蘑（猪瘦肉50克、鲜蘑100克、植物油3克），酸辣海带（水发海带100克、植物油3克） 加餐：苹果100克	米饭（大米75克），炖鲤鱼（鲤鱼100克、植物油3克），番茄烧茄子（番茄、茄子各150克，香油3克），卤豆腐干25克
周日	无糖酸奶200克，馒头（面粉50克），凉拌菜（紫甘蓝、黄瓜各25克、香油2克），盐水虾（青虾80克）	馒头（面粉100克），西芹百合（西芹100克、百合10克、香油3克），菜花烧牛肉（菜花200克、牛肉50克、植物油4克） 加餐：西瓜100克	米饭（大米75克），苦瓜炒兔肉（苦瓜100克、兔肉100克、植物油3克），炒胡萝卜丝（胡萝卜150克、植物油3克） 加餐：猕猴桃100克

	早餐	午餐	晚餐
周一	奶香麦片粥（牛奶240克、燕麦片25克），馒头片70克（熟重），拌菠菜（菠菜200克、香油4克）	荞麦饭（大米75克、荞麦25克），茭白烧肉（茭白150克、猪瘦肉50克、植物油4克），油菜虾仁（油菜100克、鲜虾仁50克、植物油4克） 加餐：苹果200克	花卷（面粉100克），番茄汤（番茄150克、香油4克），豆干炒圆白菜（圆白菜150克、豆腐干75克、胡萝卜25克、植物油4克）
周二	豆浆200克，包子（面粉75克、青虾80克、韭菜200克、香油4克），凉拌菜（黑木耳5克、银耳5克、生菜50克、紫甘蓝50克、香油4克）	绿豆米饭（大米75克、绿豆25克），茼蒿炒肉丝（猪瘦肉50克、茼蒿150克、香油4克），韭菜炒豆芽（韭菜、绿豆芽各100克，植物油4克）	馒头（面粉100克），清蒸武昌鱼（武昌鱼120克），清炒苋菜（苋菜300克、植物油4克）
周三	牛奶250克，全麦面包100克（熟重），蔬菜沙拉（洋葱、生菜、芹菜各50克，沙拉酱3克）	牛肉面（挂面100克、牛肉50克、小白菜150克、香油4克），炒鲜蘑（鲜蘑菇200克、香油4克） 加餐：桃子100克	红豆米饭（大米75克、红豆25克），豇豆烧香菇（豇豆250克、鲜香菇50克、植物油5克），拌豆腐（南豆腐100克、肉松25克、香油4克）
周四	豆浆400克，小窝头140克（熟重），煮鸡蛋1个，拌双花（菜花50克、西蓝花50克、香油3克）	蒸饺（面粉100克、猪瘦肉50克），苋菜豆腐汤（苋菜100克、南豆腐150克、海米5克、香油3克），拌豆芽（绿豆芽100克、胡萝卜丝25克、香油3克）	米饭260克（熟重），韭菜炒虾（韭菜200克、青虾80克、植物油3克），黄瓜拌白萝卜（黄瓜150克、白萝卜50克、香油3克）

	早餐	午餐	晚餐
周五	牛奶250克，馒头（面粉75克），拌豆芽胡萝卜（绿豆芽150克、胡萝卜50克、香油5克）	米饭（大米100克），圆白菜炒牛肉（圆白菜100克、牛肉50克、植物油5克），麻酱拌茄子（茄子200克、芝麻酱3克）	玉米粥（玉米糁75克、大米25克），盐水虾（青虾80克），芹菜拌腐竹（芹菜250克、水发腐竹20克、香油5克）
周六	豆浆400克，小窝头75克（熟重），拌黄瓜（黄瓜100克、熟鸡胸肉50克、香油3克）	蒸饺（面粉75克、牛瘦肉50克、香油4克），紫米粥（紫米25克），小白菜豆腐汤（小白菜150克、豆腐100克、香油3克），炝萝卜丝（白萝卜100克、香油3克）	米饭200克（熟重），油菜鲜虾汤（油菜150克、青虾80克、香油3克），炒西葫芦（西葫芦200克、植物油4克）
周日	牛奶250克，凉拌面（挂面75克、熟鸡肉50克、黄瓜50克、香油3克）	馒头（面粉100克），炒杂菜（芹菜200克、干木耳10克、河虾20克、植物油6克）	荞麦饭（大米75克、荞麦25克），辣炒藕丝（藕200克、植物油6克），鲫鱼汤（鲫鱼80克） 加餐：香蕉150克

第4周

限制脂肪、胆固醇摄入，预防并发症

№ 1 热量约 1500 千卡 / 日

	早餐	午餐	晚餐
周一	葱花卷（面粉55克），脱脂酸奶200克，拌菠菜（菠菜100克、香油3克）	馒头（面粉90克），西芹百合（西芹100克、百合10克、香油3克），萝卜炖牛肉（白萝卜150克、牛瘦肉50克、植物油3克） 加餐：杏100克	米饭（大米75克），海带拌豆干（水发海带100克、豆腐干100克、植物油3克），炒茴香（茴香100克、植物油3克） 加餐：草莓100克
周二	发面饼（面粉50克），鲜豆浆250克，番茄100克	米饭（大米100克），柿子椒炒虾仁（柿子椒100克、虾仁50克、植物油3克），蘑菇豆腐汤（鲜蘑菇、豆腐各50克，植物油3克） 加餐：桃100克	红豆米饭（大米50克、红豆25克），红烧鲫鱼（鲫鱼130克、植物油3克），海米冬瓜汤（冬瓜50克、海米10克、植物油3克） 加餐：梨100克
周三	花卷（标准粉50克），牛奶240克，拌芹菜（芹菜50克、香油2克），盐水青虾（青虾80克）	过水面（挂面100克），鸡蛋炒菠菜（菠菜100克、鸡蛋1个、植物油3克），鱼丸黄瓜汤（鱼肉50克、黄瓜200克、植物油3克） 加餐：橙子100克	米饭（大米75克），空心菜炒肉（空心菜100克、猪瘦肉25克、植物油3克），拌豆芽（绿豆芽50克、香油2克） 加餐：李子100克

续表

	早餐	午餐	晚餐
周四	面包（标准粉50克），无糖脱脂酸奶200克，蒜拌莴笋（莴笋50克、香油2克），熟酱牛肉35克	窝头（玉米面50克、标准粉40克），香菇白菜（鲜香菇50克、白菜100克、植物油3克），清蒸武昌鱼（武昌鱼80克、香油3克） 加餐：草莓100克	米饭（大米75克），炖鸭肉海带（水发海带100克、鸭肉50克、植物油3克），炒小白菜（小白菜100克、植物油2克） 加餐：西瓜100克
周五	葱花卷100克（熟重），二米粥（大米10克、小米15克），炝芹菜（芹菜200克、香油3克），熟鸡蛋1个	蒸米饭150克，草鱼炖豆腐（草鱼块150克、豆腐100克、植物油5克），口蘑扒菜心（鲜口蘑50克、油菜心150克、植物油4克） 加餐：草莓100克	面片汤（面片100克、虾80克、鸡蛋清80克、植物油5克），拌菠菜（嫩菠菜200克、香油3克）
周六	馒头75克，豆浆300克，炒韭菜（韭菜150克、植物油3克）	米饭125克，虾仁炒油菜（青虾80克、油菜200克、植物油5克）	米糕100克，肉丝炒芹菜（猪瘦肉50克、芹菜150克、植物油5克），拍黄瓜（黄瓜150克、香油2克）
周日	馒头片100克（熟重），牛奶250克，黄瓜150克，熟鸡蛋1个	葱花卷150克（熟重），炒三丝（鸡胸肉25克、魔芋100克、柿子椒20克、胡萝卜20克、植物油5克），豆腐油菜汤（油菜200克、豆腐100克、香油5克）	玉米面发糕（玉米面40克、标准粉35克），肉末海带（猪瘦肉25克、水发海带100克、植物油5克），炒小白菜（小白菜150克、植物油5克）

№ 2 热量约 1700 千卡 / 日

	早餐	午餐	晚餐
周一	脱脂牛奶 250 克，苏打饼干 75 克，带棒心鲜玉米 200 克，卤豆腐干 50 克，酸辣黄瓜（黄瓜 100 克、植物油 3 克）	玉米面粥（玉米面 50 克），包子（面粉 50 克、猪瘦肉 25 克、香油 3 克），拌魔芋（魔芋 100 克、柿子椒 50 克、香油 3 克），拌豇豆（豇豆 150 克、植物油 4 克）	米饭 200 克（熟重），蒸芋头 50 克，炖茄子（茄子 100 克、番茄 100 克、植物油 4 克），冬瓜鲜虾汤（冬瓜 100 克、青虾 80 克、香油 3 克） 加餐：桃子 200 克
周二	豆浆 200 克，米饭（大米 75 克），煮鸡蛋 1 个，银耳拌黄瓜（干木耳 10 克、银耳 15 克、黄瓜 100 克、香油 3 克）	馒头（面粉 100 克），冬瓜蟹肉汤（冬瓜 150 克、蟹肉 100 克、香油 3 克），炒蒜薹（蒜薹 150 克、植物油 3 克），卤豆腐干 50 克	过水面（挂面 100 克），柿子椒烧茄子（茄子 100 克、柿子椒 50 克、猪瘦肉 50 克、植物油 5 克），椒油冬笋丝（冬笋 150 克、香油 3 克）
周三	脱脂酸奶 125 克，玉米面发糕 75 克，冬瓜汤（木耳 5 克、银耳 10 克、冬瓜 150 克、香油 3 克），盐水虾（青虾 80 克），熟鸡蛋 1 个	燕麦饭（大米 75 克、燕麦片 25 克），柿子椒拌豆腐丝（柿子椒 150 克、豆腐丝 75 克、香油 5 克），手撕圆白菜（圆白菜 150 克、植物油 3 克）	馄饨（面粉 75 克、猪瘦肉 50 克、芹菜 150 克、香油 4 克），拌双色萝卜丝（白萝卜、胡萝卜各 100 克，香油 3 克） 加餐：苹果 200 克
周四	豆浆 200 克，包子（面粉 75 克、鸡胸肉 50 克、芹菜 150 克、香油 3 克） 加餐：猕猴桃 200 克	芸豆米饭（大米 75 克、芸豆 25 克），烧香菇（猪瘦肉 50 克、鲜香菇 25 克、胡萝卜 25 克、植物油 4 克），鱼香油菜（油菜 300 克、植物油 3 克）	葱花卷（面粉 100 克），豆干炒韭菜（韭菜 100 克、豆腐干 25 克、植物油 4 克），口蘑烧丝瓜（口蘑 50 克、丝瓜 200 克、植物油 4 克）

	早餐	午餐	晚餐
周五	脱脂牛奶250克，蒸红薯胡萝卜（红薯、胡萝卜各100克），花卷70克（熟重），熟鸡蛋1个 加餐：橘子100克	发面饼（面粉100克），鲫鱼汤（鲫鱼100克、植物油5克），木耳烧白菜（白菜300克、木耳10克、植物油4克）	米饭（大米100克），海带拌豆腐丝（水发海带100克、豆腐丝50克、植物油5克），萝卜丝汤（白萝卜200克、虾皮3克、香油4克）
周六	豆浆200克，包子（面粉75克、牛瘦肉25克、芹菜150克、香油4克） 加餐：香蕉150克	黑米饭（大米75克、黑米25克），苦瓜炒虾仁（鲜虾仁50克、苦瓜25克、胡萝卜25克、植物油4克），南瓜汤（南瓜200克、植物油3克）	馒头（面粉100克），烧茄子（茄子100克、柿子椒150克、植物油4克），西葫芦豆腐鸡蛋汤（西葫芦100克、豆腐50克、鸡蛋1个、香油3克）
周日	脱脂牛奶240克，小窝头（面粉50克、玉米面25克），豆芽炒鸡丝（绿豆芽150克、鸡胸肉25克、植物油4克） 加餐：葡萄200克	花卷（面粉75克），扁豆烧肉（扁豆150克、猪瘦肉25克、植物油4克），炖酸菜（酸菜150克、冻豆腐100克、植物油6克）	米饭（大米100克），盐水虾（青虾100克），番茄烧茄子（茄子250克、番茄50克、植物油4克）

No 3 热量约 1900 千卡 / 日

	早餐	午餐	晚餐
周一	脱脂牛奶250克，葱花卷（面粉50克），芹菜炒虾仁（芹菜50克、青虾80克、香油5克） 加餐：梨100克	米饭（大米125克），白菜炒肉片（白菜200克、猪瘦肉50克、植物油5克），番茄鸡蛋汤（番茄50克、鲜蘑50克、鸡蛋清40克、植物油5克） 加餐：柚子100克	馒头（面粉100克），冬笋牛肉汤（冬笋150克、牛瘦肉50克、植物油5克），豆干炒韭菜（韭菜100克、豆腐干75克、植物油5克）
周二	鲜豆浆250克，葱花卷（面粉50克），莴笋烧豆干（莴笋50克、豆腐干25克、香油5克）	红豆米饭（大米100克、红豆25克），萝卜丝鲫鱼汤（白萝卜150克、鲫鱼160克、植物油5克），拌茄泥（茄子100克、香油5克） 加餐：苹果100克	糖馒头（面粉100克），炒蒜薹（蒜薹100克、香油5克），木樨肉（猪瘦肉50克、鸡蛋1个、黄瓜150克、木耳5克、黄花菜10克、植物油5克） 加餐：草莓100克
周三	脱脂牛奶250克，发面饼（面粉50克），燕麦粥（燕麦片25克），清炒芥蓝（芥蓝50克、植物油5克） 加餐：香蕉100克	花卷（面粉125克），素炒油麦菜（油麦菜100克、植物油5克），青蒜烧肉（青蒜100克、猪瘦肉50克、豆腐干25克、植物油5克） 加餐：猕猴桃100克	二米饭（大米75克、小米25克），凉拌豇豆（豇豆150克、植物油5克），瓜片鲜虾汤（黄瓜150克、青虾100克、植物油5克）
周四	鲜豆浆250克，馒头片（面粉50克），拌黄瓜鸡丝（绿豆芽50克、鸡胸肉50克、香油5克） 加餐：杏100克	米饭（大米100克），酸辣海带（水发海带100克、香油5克），冬瓜汤（冬瓜100克、豆腐皮50克、植物油5克）	葱花卷（面粉100克），胡萝卜烧肉（胡萝卜150克、猪瘦肉50克、植物油5克），凉拌洋葱（洋葱150克、香油5克）

	早餐	午餐	晚餐
周五	无糖酸奶125克，面包片100克，盐水虾（青虾80克），拌杂菜（菜花50克、生菜50克、紫甘蓝50克、香油3克）	葱花卷（面粉100克），番茄烧牛肉（番茄150克、牛瘦肉50克、植物油4克），鱼香菠菜（菠菜150克、植物油4克）	绿豆米饭（大米75克、绿豆25克），花生米拌豇豆（豇豆150克、花生米15克、香油3克），豆腐圆白菜汤（圆白菜150克、豆腐100克、植物油4克）
周六	脱脂牛奶250克，烧饼（面粉50克），香煎鲫鱼（鲫鱼80克），拌萝卜丝（心里美萝卜100克、香油4克）	荞麦米饭（大米75克、荞麦25克），肉炒柿子椒（柿子椒150克、牛瘦肉50克、植物油4克），黄瓜汤（黄瓜50克、紫菜2克、香油4克）	葱花饼（面粉100克），西葫芦鲜贝汤（鲜贝160克、西葫芦150克、植物油4克），红烧豆腐（豆腐100克、香油4克）
周日	脱脂牛奶250克，发面饼（面粉50克），盐水虾（青虾80克），烧丝瓜（丝瓜50克、植物油5克）	馒头（面粉100克），鲜蘑油菜汤（鲜蘑50克、油菜50克、植物油5克），茭白鸡丁（鸡胸肉50克、茭白150克、植物油5克） 加餐：橘子100克	米饭（大米100克），炒空心菜（空心菜200克、植物油5克），豆芽拌海带（绿豆芽50克、水发海带100克、香油5克）